COUVERTURE SUPÉRIEURE ET INFÉRIEURE
EN COULEUR

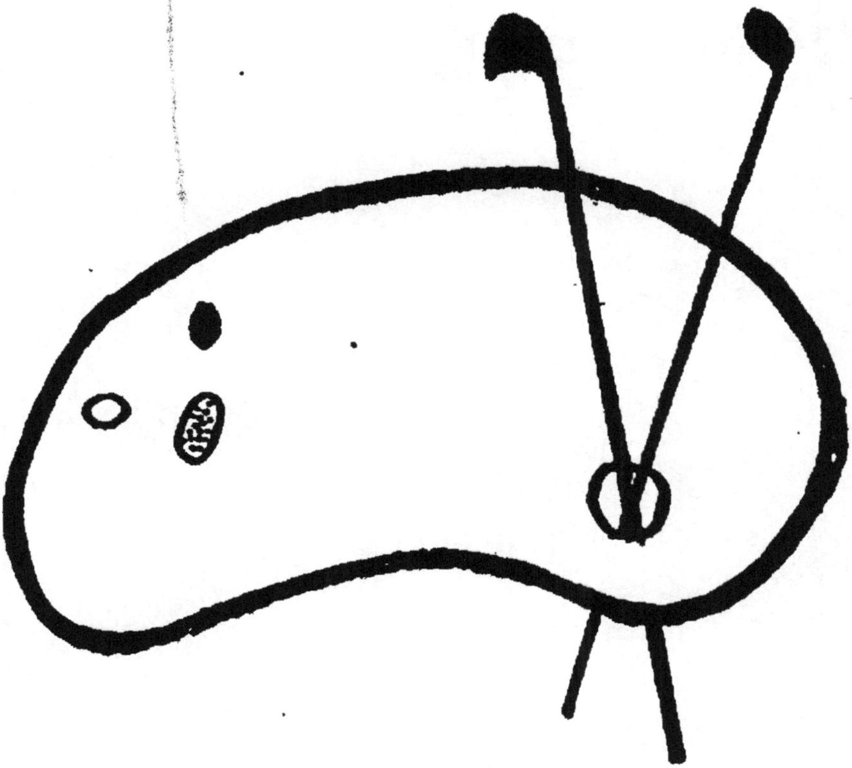

LA PHTISIE

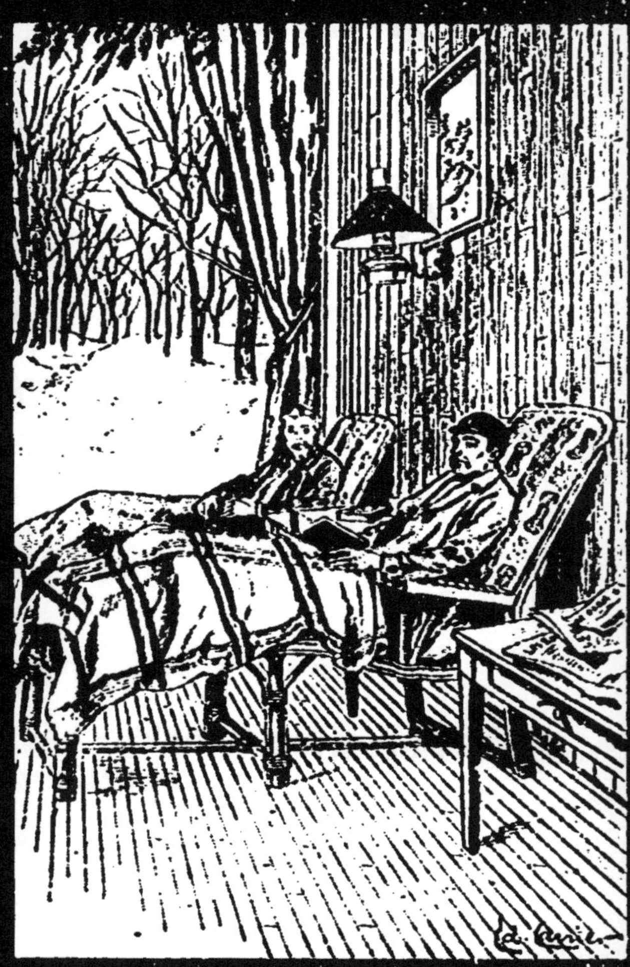

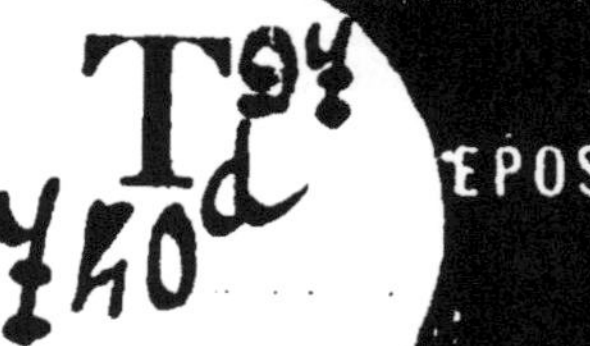

Paris, à la LIBRAIRIE ILLUSTRÉE, 8, rue St-Joseph

La Phtisie

HYGIÈNE — CURE — GUÉRISON

La Phtisie

HYGIÈNE — CURE — GUÉRISON

PAR

Le D' Paul BEAULAVONEGAL

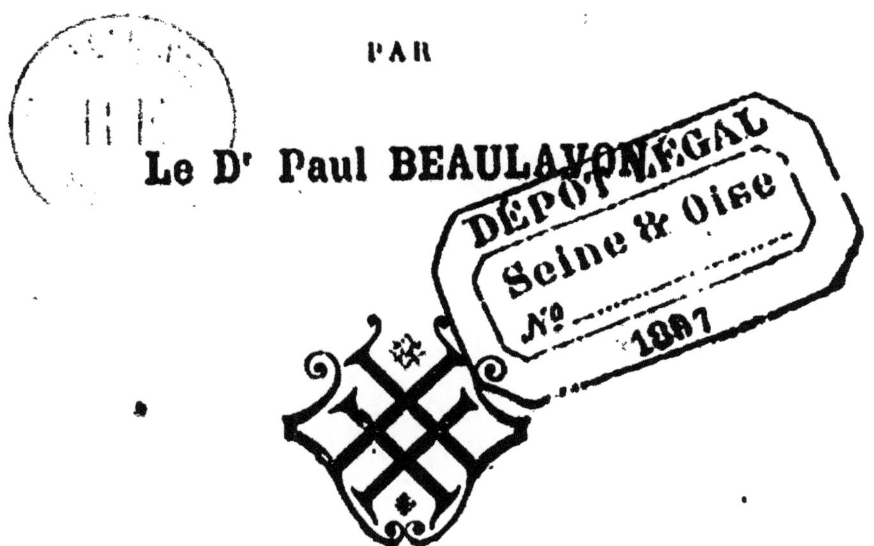

PARIS

MONTGREDIEN ET Cⁱᵉ

LIBRAIRIE ILLUSTRÉE

8, RUE SAINT-JOSEPH, 8

—

Tous droits réservés.

PRÉFACE

La Commission (1) chargée par l'Assistance publique de Paris de rechercher les moyens propres à combattre la tuberculose, a rédigé une Instruction destinée à être remise aux familles des phtisiques et à être répandue à profusion. Le paragraphe 2 de ces Instructions est ainsi conçu :

La tuberculose est évitable.
La tuberculose est guérissable.

C'est en nous inspirant de ces phrases que nous avons écrit le présent livre. Il

(1) Cette commission fut réunie à l'instigation du Conseil municipal de Paris qui avait voté une proposition de MM. R. Bompard et E. Clairin, en date du 31 mars 1896, relative à l'institution d'une Commission technique pour la recherche des moyens propres à empêcher la contagion de la tuberculose dans les hôpitaux.

n'a pas la prétention d'apprendre quelque chose aux médecins ni aux hygiénistes, il est surtout destiné au public. Nous avons essayé de dépouiller la science de son aridité, d'éviter tous les termes techniques qui rebutent et empêchent la lecture des livres médicaux. En le faisant, nous avons voulu apporter notre concours dans la lutte soutenue par la Société contre la tuberculose. Il nous a semblé qu'il était bon de répandre les notions d'hygiène qui permettent d'éviter la phtisie, qui permettent de la guérir.

Le plan qui a présidé à la rédaction de ce livre est simple. Tout d'abord, nous emparant de ces deux phrases : « La tuberculose est *évitable*, la tuberculose est *guérissable*, » nous avons voulu démontrer le bien-fondé de cette affirmation. C'est une sorte d'introduction qui montre les résultats obtenus avant qu'on ait vu les moyens qui les font atteindre.

La suite se déroule logiquement. Avant d'éviter un ennemi il faut le connaître ; nous montrons donc comment on devient phtisique, puis comment on évite la phtisie en se garant de tout ce qui fait éclater cette terrible maladie. Enfin, dans une dernière partie, nous montrons comment on guérit la phtisie au moyen d'un régime hygiénique sévère tel que nous l'ont fait connaître en particulier les phtisio-thérapeutes de ces dernières années. En un mot, ce livre est destiné à montrer par l'emploi de quels moyens on a pu obtenir les résultats qui ont fait dire aux membres de la commission dont nous parlions plus haut, que la tuberculose est *évitable* et *guérissable*.

On ne trouvera pas dans ce livre de renvois. Nous ne prétendons pas en effet faire œuvre de science, mais œuvre de vulgarisation. Nous avons donc réuni les connaissances acquises par nous dans l'étude particulière que nous avons faite de la phtisie. Ce que nous donnons est le résultat de nos lectures aussi bien que d'une étude faite sur les lieux au cours d'un voyage entrepris en Europe pour y visiter les sanatoria, ces établissements spéciaux fondés uniquement en vue de la guérison des phtisiques. Par certains côtés, ce livre est même vécu, puisque nous avons acquis la plus grande partie des notions qui y sont exposées pendant un séjour de sept mois dans un sanatorium allemand.

Parmi les recueils qui nous ont été le plus utiles à consulter pour les deux premières parties nous devons citer la collection de la *Revue de la Tuberculose* et le beau livre du professeur Straus, *la Tuberculose et son bacille*. Pour la dernière partie, nous nous sommes inspirés de nos observations personnelles, aidées de la lecture des nombreux ouvrages s'occupant du traitement hygiénique de la phtisie et dont on trouvera la liste à la fin du présent livre.

INTRODUCTION

LA TUBERCULOSE EST UNE MALADIE CONTAGIEUSE ÉVITABLE.

Tuberculose et phtisie. — Bacille tuberculeux. — Édit de Naples, en 1782, pour combattre la phtisie. — Villemin démontre la contagion de la phtisie. — Épidémies dans une famille, dans une ville, dans un bureau. — Mortalité par phtisie des infirmiers, des sœurs de charité, des prisonniers.— Pas de contagion dans les sanatoria pour phtisiques. — Les sanatoria ne sont pas dangereux pour leur voisinage. — La tuberculose est donc une maladie contagieuse évitable.

La tuberculose est une maladie contagieuse, c'est-à-dire une maladie qui se transmet des personnes malades aux personnes saines par l'intermédiaire d'un agent infectieux particulier, le bacille tuberculeux ou bacille de Koch, du nom du savant allemand qui l'a découvert en 1882. Cet infiniment petit est la cause de la destruction des organes dans lesquels il s'installe : poumon, os, articulations, péritoine, etc. Par sa présence il détermine bientôt cette déchéance générale de l'organisme qui constitue l'état de phtisie ; celle-ci est dite pulmonaire quand le bacille exerce ses ravages dans le poumon. Dans le cours de cette étude, où nous n'aurons presque uniquement en vue que la phtisie causée par la localisation pulmonaire du bacille, nous nous servirons indifféremment des expressions de tuberculose pulmonaire ou de phtisie pulmonaire ; cette dernière expression désigne pourtant plus particulièrement le terme ultime de la tuberculisation pulmonaire, alors que l'organisme entier entre en déchéance.

Nous aurons à étudier plus tard quels sont les principaux foyers de production de l'agent infectieux et quelles voies il prend pour pénétrer dans l'organisme, mais nous voulons dès maintenant montrer, d'une part, que la tuberculose pulmonaire est une maladie contagieuse, d'autre part, que cette maladie contagieuse est évitable.

La tuberculose est une maladie contagieuse. Je ne crois pas qu'on puisse aujourd'hui s'inscrire en faux contre cette affirmation, tellement les preuves do contagion sont nombreuses dans la littérature médicale. Cette vérité avait été reconnue bien avant la découverte du bacille de Koch. On trouve en effet à Naples, en 1782, un édit prescrivant les mesures les plus sévères pour éviter la contagion par les phtisiques.

Voici ce que dit le professeur Bouchard, qui a eu cet édit sous les yeux : « Dans ce rapport, où, parmi les signatures on trouve celles de Cotugno et de Cirillo, sont indiqués tous les moyens de prophylaxie capables de déraciner le fléau ; il ne s'agit pas de l'amélioration des conditions de l'existence ; il suffit de séquestrer les phtisiques dès que la maladie est reconnue ; de transporter dans un lieu éloigné leurs lits et leurs meubles et de leur faire subir des fumigations ; de laver les objets de métal avec de l'eau de mer, ou avec du vinaigre, ou avec de l'eau-de-vie, de laver les livres au jus de citron, de laver les murs à l'eau de mer, etc. Et pour que toutes ces précautions soient bien exécutées, ceux qui s'en dispenseront seront condamnés à trois ans de galères s'ils sont *ignobili*, à trois ans de château-fort et à trois cents ducats d'amende s'ils sont nobles. Les médecins qui ne dénonceront pas leurs malades phtisiques seront, pour la première fois, condamnés à trois cents ducats d'amende, et, pour la seconde, bannis pour dix ans. Ceux qui faciliteront l'évasion d'un phtisique feront six mois de prison. Les ecclésiastiques tant réguliers que séculiers qui ne prêteront pas la main à ces mesures, seront condamnés à un bannissement de dix ans. Voilà ce qui fut publié à son de trompe par les rues et carrefours de la ville de Naples, le 20 septembre 1782, sous le règne de Ferdinand. »

Mais tout passe; ces mesures draconiennes étaient trop sévères pour être exécutables, elles tombèrent en désuétude, et il faut arriver jusque bien près de nous pour voir faire la preuve de la contagion de la phtisie. Un Français, Villemin, eut l'honneur de faire cette démonstration; il accumula les faits en assez grand nombre pour réduire ses contradicteurs au silence et faire admettre la transmissibilité de la tuberculose avant que sa cause même, le bacille de Koch, ne fût découverte.

Lorsqu'on lit les exemples de contagion cités par les médecins, il semble qu'il faut être aveugle ou faire preuve d'une mauvaise foi absolue pour ne pas se rendre à l'évidence. Nous ne rapporterons que quelques-uns de ces faits; les autres observations ne diffèrent point de celles qu'on va lire et qui ont été citées, dès 1881, par le professeur Jaccoud.

La première de ces observations concerne une famille de Danemark; elle a été publiée par un médecin du pays, Flindt, en 1875. On n'y voit que trop bien avec quelle puissance s'exerce la contagion quand une mauvaise hygiène générale lui vient en aide.

Dans l'automne de 1872, une famille d'ouvriers, composée du père, de la mère et de cinq enfants, tous bien portants, sans phtisiques dans leurs ascendants et n'ayant jamais eu aucune de ces manifestations de la scrofule que nous rattachons maintenant à la tuberculose, vient se fixer dans un petit village du Danemark. Les conditions de dénuement profond dans lesquelles elle se trouvait firent que toute cette famille s'entassa dans la chambre d'un autre ouvrier, qui les hébergeait. Avec ce dernier habitaient déjà dans la chambre, sa femme et son fils atteint de phtisie aiguë. Voilà donc dix personnes réduites à séjourner dans un taudis, privées de l'air et de la lumière nécessaires à la vie. Tous ces habitants vivent naturellement dans une promiscuité facile à concevoir; le plancher est sale, souillé par les crachats du malade, le moindre mouvement soulève des poussières respirées par toute la communauté. Les mêmes linges, les mêmes objets servent aux uns et aux autres, au malade comme aux individus sains, et transportent du phtisique à ceux qui l'entourent les germes de la maladie.

Ces malheureux ne vivent ainsi que pendant quelques mois; car, le 3 janvier 1873, ils quittent leurs compagnons. Ces quelques mois ont suffi pour que la contagion ait fait son œuvre de destruction. Dès la Noël, les cinq enfants sont malades, et nous assistons à leurs morts successives par phtisie au bout d'un laps de temps variant de sept semaines à trois mois, trois mois et demi, six et sept mois.

Voilà certes un exemple frappant, qui a presque la valeur d'une expérience, car nous verrons plus tard qu'on ne fait pas mieux quand on infecte des animaux sains en les faisant vivre avec d'autres animaux phtisiques. Voici un autre fait cité encore par le professeur Jaccoud :

A Neuenbourg, petite ville d'Allemagne, exerçaient, nous apprend Reich, deux sages-femmes de clientèle à peu près équivalente. Nous allons voir ce qui se passa chez les enfants mis au monde par ces deux praticiennes. L'une d'elles devient phtisique en 1874 et meurt en juillet 1876. Pendant cette période, elle continue à exercer sa profession et, comme auparavant, continue à pratiquer la respiration artificielle de bouche à bouche pour ranimer les nouveau-nés asphyxiant. Il semblerait même, d'après le rapport du médecin, qu'elle abusât quelque peu de cette dernière pratique, mise par elle en œuvre à la moindre menace d'asphyxie, alors que les moyens plus simples, tels que les frictions ou la flagellation du corps, habituellement employés, sont d'ordinaire efficaces. Quoi qu'il en soit, il n'y avait là qu'un excès de conscience professionnelle qui pouvait sauver la vie à quelques enfants. Malheureusement, devenue phtisique, la sage-femme ne renonça point à ses habitudes et les résultats furent lamentables. Sur les enfants à la naissance desquels elle a assisté du 4 avril 1875 au 10 mai 1876, dix meurent de méningite tuberculeuse à partir du 11 juillet 1875 jusqu'au 29 septembre 1876. Aucun de ces enfants n'avait de phtisiques dans ses ascendants. Pendant ce temps, l'autre sage-femme, bien portante, qui nous sert de point de comparaison, continuait sa profession et n'avait pas un seul décès par méningite tuberculeuse. Les faits ne se peuvent expliquer

que par la transmission du germe tuberculeux de la sage-femme malade à ses nouveau-nés.

Autre fait plus récent, rapporté par le docteur Marfan :

Le bureau d'une grande administration
renfermait vingt-deux employés qui arri-
vaient dès le matin et respiraient les poussières soulevées dans l'atmosphère par le
balayage qui était à peine terminé. Ils tra-
vaillaient toute la journée dans une pièce
encombrée, où l'air qu'ils respiraient était
vicié et en quantité insuffisante. En 1878,
deux employés sont phtisiques. Comme c'est
l'habitude, ceux-ci toussent et crachent à
journée entière, quelquefois dans leur mouchoir, plus souvent sur le parquet, mettant
ainsi dans l'air de la salle des particules
de leur expectoration. Ces deux employés
passent ainsi plusieurs années, infectant le
local dans lequel ils se trouvent, sans souci
de l'hygiène, ni même de la simple propreté.
Les résultats ne se font point attendre : de 1884
à 1889, treize employés sont emportés par la

phtisie. La maladie a été contractée, à n'en pas douter, dans le bureau contaminé ; car en 1889 l'administration fait désinfecter la pièce, brûler la plupart des boiseries, repeindre les murs, et trois ans après, en 1892, aucun nouveau cas de phtisie n'avait été signalé.

Nous n'avons voulu prendre que les exemples les plus typiques parmi ceux qui sont cités dans tous les livres qui s'occupent de la tuberculose, on pourrait sans peine augmenter la longueur de la liste. Qu'il nous suffise de rappeler l'excessive mortalité par phtisie qui frappe les infirmiers de nos hôpitaux, où, la plupart du temps, aucune précaution n'est prise pour détruire ou rendre inoffensifs les produits d'expectoration des phtisiques. Cette mortalité est de même très grande chez les sœurs de charité qui soignent les phtisiques et dans les prisons, où les conditions de sédentarité, d'encombrement, d'hygiène défectueuse, d'alimentation insuffisante, viennent apporter une aide puissante à la contagion. On pourrait aussi citer l'augmentation de la mortalité par phtisie des stations méditerranéennes où se rendent ordinairement les poitrinaires pour essayer de recouvrer la santé ; partout leur mortalité s'accroît à mesure que monte leur renommée.

Si cette série de faits nous montre d'une façon incontestable que la tuberculose est une maladie contagieuse, il en est d'autres qui montrent d'une façon tout aussi probante que cette maladie contagieuse est évitable. Dans tous les cas de contagion que nous avons signalés, on peut voir que les précautions de l'hygiène la plus élémentaire, que les soins de propreté même étaient négligés, qu'en particulier, les crachats des malades souillaient le parquet, les linges, sans qu'on se préoccupât de leur destruction.

Or, il existe des établissements spéciaux, appelés sanatoria, destinés aux soins et à la guérison des phtisiques, établissements où des centaines de malades sont réunis. Il semblerait au premier abord que ces sanatoria dussent être des foyers d'infection pour leur personnel et pour leur voisinage. Il n'en est rien. Grâce à des mesures préventives spéciales, dont la principale consiste à rendre les crachats de leurs pensionnaires inoffensifs, ces établissements arrivent à préserver de toute contagion et leurs habitants et tous ceux qui les entourent ou les approchent.

Dans un long voyage que j'ai fait à travers l'Europe pour visiter les sanatoria, nombreux surtout en Allemagne, je me suis enquis auprès des médecins directeurs de la fréquence de la tuberculose parmi leur personnel. Partout la réponse fut la même : « On n'observe pas de contagion dans le personnel appelé à soigner les tuberculeux dans les sanatoria. » Mon excellent confrère le Dr Knopf, qui avait fait précédemment le même voyage et s'était livré à la même enquête, dit aussi : « On m'a rapporté un seul cas, où une jeune fille, en apparence de santé parfaite, est entrée en service et a succombé en moins d'un an. Des recherches ultérieures ont démontré qu'un autre membre de sa famille avait déjà succombé à la phtisie. »

Le Dr Dettweiler, anciennement directeur du

sanatorium célèbre de Falkenstein, et dont le nom reviendra souvent sous notre plume au cours de ce travail, écrit dans une de ses brochures : « 223 personnes accompagnèrent quelques-uns des 1325 malades qui ont passé au sanatorium pendant dix ans et séjournèrent avec eux tout le temps ou pendant la plus grande partie de la cure. Sur ces 223 personnes, 9 p. 100 environ, la plupart des anémiques, eurent besoin de soins médicaux. Parmi ces dernières, aussi bien que parmi celles qui étaient tout à fait saines, ayant séjourné six mois et plus dans l'établissement, on n'a jamais observé l'éclosion d'une tuberculose pulmonaire. »

Il suffit de se rappeler ce que nous disions plus haut sur la fréquence de la tuberculose parmi tous ceux qui sont appelés à soigner des phtisiques ne prenant aucune précaution afin de rendre leurs crachats inoffensifs, pour être persuadé que les habitants sains des sanatoria doivent leur préservation aux mesures d'hygiène mises en œuvre.

Les sanatoria n'infectent pas non plus les

populations qui les entourent. Les documents que nous avons à ce sujet sont fort importants, car ils émanent de deux villages où ces établissements existent depuis longtemps. Il nous faut dire d'abord un mot de la situation de ces localités. L'une, Gœrbersdorf, au fond de la Silésie, est une petite agglomération isolée dans une vallée de montagne, où se trouvent trois sanatoria que fréquentent chaque année plusieurs milliers de phtisiques. L'autre, Falkenstein, près de Francfort-sur-le-Mein, se trouve dans des conditions d'isolement analogues. Les habitants de ces villages et les malades se trouvent en contact presque continuel, car les phtisiques, bien que soignés dans un établissement, n'y sont pourtant point cloîtrés. Il semblerait donc que, dans ces conditions, la contagion dût exercer les mêmes ravages que dans nos villes méditerranéennes si fréquentées par les poitrinaires. Mais, comme nous le verrons, les malades de ces établissements prennent des précautions auxquelles ne s'assujétissent point les malades libres de la Côte d'Azur. Les

résultats do cet état do choses sont tout on
faveur des sanatoria.

Brehmer, médecin allemand qui a peut-
être le plus fait pour le triomphe du traitement que nous exposerons bientôt, fondateur
et directeur du plus grand des établissements
de Gœrbersdorf, nous dit : « De 1780 à 1854,
trente individus de Gœrbersdorf sont morts
de tuberculose pulmonaire, soit 0,40 par an
(ces statistiques sont fournies par les livres
de l'église). De 1854 à 1880, années pendant
lesquelles environ dix mille phtisiques ont
fréquenté mon établissement et ont eu de
nombreux rapports avec les habitants, il n'est
mort en tout, de phtisie, que cinq habitants,
soit 0,18 par an. De plus, il faut remarquer
que, pendant ces vingt-six dernières années,
le nombre des habitants a presque doublé.
La mortalité par phtisie a donc diminué
d'une façon considérable à Gœrbersdorf,
depuis que les phtisiques y fréquentent. »

Plus récemment le Dr Nahm, directeur
du sanatorium pour les pauvres de Ruppertshain, en Allemagne, a entrepris des

recherches analogues sur la population de Falkenstein.

Il a pu puiser dans des documents officiels le chiffre de la mortalité générale et de la mortalité par tuberculose dans le village de Falkenstein depuis 1856. Autant que possible, il a recherché auprès des parents les causes de mort et a pu ainsi établir avec quelque certitude des tables de mortalité. Les chiffres de décès par tuberculose sont même probablement un peu trop forts, puisque l'auteur a compté comme tels les cas douteux. Or, voici les résultats auxquels il arrive :

Avant l'ouverture de l'établissement, la moyenne de la mortalité par tuberculose était de 4 p. 1000 habitants; après l'ouverture de l'établissement, elle descendit à 2,4 pour 1000. Avant l'ouverture de l'établissement la proportion des décès par phtisie, par rapport à la mortalité générale, était de 18,9 p. 100; elle est descendue à 11,9 p. 100 depuis l'ouverture du sanatorium.

Ces recherches démontrent donc que si la tuberculose est une maladie contagieuse, que si la présence de phtisiques dans une localité peut être la cause d'une augmentation de la phtisie parmi ses habitants, cette influence néfaste peut être évitée. L'exemple des sanatoria est là pour nous le prouver; ils semblent même avoir une influence heureuse sur la vie des populations qui les entourent. La raison en est sans doute en partie dans le bien-être qu'ils répandent autour d'eux, en partie aussi peut-être dans la propagande par le fait qu'ils pratiquent comme écoles d'hygiène.

Il nous est facile de résumer ce long chapitre. D'une part, nous avons vu que la tuberculose est contagieuse, que les phtisiques, quand on ne prend aucune mesure préventive spéciale à leur égard, sont une cause d'infection pour ceux qui les soignent ou les approchent. D'autre part, nous avons vu que certains établissements spéciaux, où abondent pourtant les phtisiques, ne présentent de cas de contagion, ni parmi leur personnel, ni parmi les habitants des villages au milieu desquels ils sont construits. Qu'en conclure? C'est que les mesures d'hygiène spéciales qu'on fait prendre aux malades dans ces établissements suffisent pour éviter la contagion. Ce sont ces mesures que nous aurons à exposer longuement et dans tous leurs détails.

II

LA TUBERCULOSE EST GUÉRISSABLE.

Mortalité par phtisie. — La phtisie est cependant guérissable. — Observations démontrant la guérison de la phtisie à toutes les périodes de la maladie. — Statistiques de guérison des sanatoria. — On pourrait guérir 80 p. 100 des phtisiques. — Les phtisiques guéris restent guéris. — La guérison résiste au temps, aux professions, aux fatigues, à la maternité, aux maladies. — L'anatomie pathologique elle-même montre la guérison des lésions de la phtisie.

Je n'ai malheureusement pas à prouver au début de ce chapitre que la phtisie est une maladie mortelle, comme je l'ai fait pour sa contagiosité. Certes, la phtisie est mortelle et avec quelle intensité ! Un septième, et dans certains cas, un cinquième des décès est causé par cette terrible maladie. Et pourtant la maladie est curable ; beaucoup de personnes, parmi les médecins et même parmi le grand public, le savent, et le savent depuis longtemps. Malgré tout, les guérisons ont été considérées comme des cas heureux et la phtisie

a continué à posséder son mauvais renom
de fléau de l'humanité. Malgré tous les efforts
tentés par Brehmer, par Bennet de Menton,
par le professeur Jaccoud, qui a publié en
1882 un remarquable plaidoyer en faveur des
phtisiques, malgré les faits les plus fla-
grants, les observations isolées les plus
consciencieusement suivies, les statistiques
les plus honnêtement colligées, rien n'a pré-
valu contre cette opinion profondément ancrée
dans l'esprit du public et malheureusement
aussi, de beaucoup de médecins : tout poitrinaire est un malade perdu.

Eh bien ! non, tout poitrinaire n'est pas
un malade perdu. Ils sont légion ceux qui ont
été condamnés à une mort prochaine et qui
en ont rappelé. Un séjour de quelques années, parfois de quelques mois, soit en montagne, soit au bord de la mer, soit dans les
sanatoria, soit même tout simplement à la
campagne, a suffi pour leur redonner la
santé. Il n'est pas un médecin qui n'en ait
pu constater des exemples. Et toujours, il a
rangé ces faits dans la série des cas heureux,

il a continué à regarder la phtisie comme incurable. Pourquoi cet aveuglement? C'est qu'en effet, lorsqu'on ne s'occupe point des phtisiques, lorsqu'on ne les soigne pas, ceux-ci voient fatalement leurs lésions progresser jusqu'au jour où la mort les vient surpendre. Jamais un médecin n'aura l'idée d'examiner, de scruter en détail l'observation de ceux de ses malades qui ont guéri. S'il l'avait fait, il aurait aussitôt découvert le secret de ce qu'il considérait comme un miracle. Il aurait vu son malade établi à la campagne, loin des villes, évitant toutes les fatigues et le surmenage des grands centres, respirant l'air pur des campagnes, mangeant avec appétit et vivant en un mot de la vie la plus animale qui se puisse trouver.

Les médecins qui ont eu l'idée d'étudier ces observations ont vu ces détails infimes qui, en changeant l'hygiène du malade, ont modifié du même coup son état général et ont permis à l'homme de sortir vainqueur d'une lutte dans laquelle il a généralement le dessous. Ils ont alors pour ainsi dire codifié ce que les malades guéris avaient fait un peu à tout hasard, et ils ont pu instituer un traitement qui, reposant uniquement sur des règles de bonne hygiène et de bonne alimentation, permet de garantir 80 fois sur 100 la guérison de la phtisie, à la condition toutefois que les lésions ne soient pas trop avancées. Plus tard, quand la maladie a causé des désordres trop considérables, la guérison est plus difficile à obtenir, mais encore possible.

Il ne faut, en effet, à aucun moment désespérer, que la gravité de la maladie soit le fait de l'ancienneté de l'affection ou de son infectiosité exaltée. Le professeur Jaccoud soigne en 1872 un jeune Russe, âgé de quinze ans, atteint de phtisie aiguë ; sept ans plus tard, le Russe était toujours vivant, ses lésions avaient rétrogradé à ce point qu'il avait pu reprendre la vie commune.

Voici maintenant un autre exemple du même professeur Jaccoud, qui se rapporte à un individu dont les lésions avaient évolué jusqu'à la formation d'une caverne par perte de substance pulmonaire. Ces sortes de malades sont ordinairement considérés comme perdus. Le professeur Jaccoud voyait en 1870 son malade pour une affection stomacale, et n'aurait jamais soupçonné une phtisie anté-rieure, si le patient lui-même ne le lui avait déclaré. Il trouva alors au sommet du poumon droit des signes qui indiquaient qu'en ce point le tissu pulmonaire normal était remplacé par un tissu plus dense, ne respirant plus, en un mot du tissu cicatriciel. « Là où vous avez si longtemps appliqué votre oreille, dit le malade au professeur, j'ai eu une caverne. » Et il racontait une consultation de Chomel et Louis ayant eu lieu en 1865 et qui ne lais-sait aucun doute à ce sujet.

Mais la source la plus considérable de documents nous démontrant la curabilité de la phtisie nous est fournie par les statistiques des établissements spécialement destinés aux phtisiques, les sanatoria. Ces statistiques sont à la vérité assez difficiles à comparer, parce que les médecins qui dirigent ces établissements n'attachent pas tous la même valeur aux termes de « guérison absolue et relative, amélioration » qu'ils emploient. Mais, telles quelles, elles donnent pourtant une vue d'ensemble sur la valeur du traitement.

D'une façon générale, en entend pourtant par malade guéri celui qui a recouvré toutes ses fonctions normales, dont le poumon ne présente plus que des signes indiquant un tissu de cicatrice, sans toux, sans expectoration, sans bacilles. Le malade qui sort du sanatorium dans ces conditions porte sur son observation la mention : Guérison. Voilà qui est bien, mais peut-on conserver à une guérison sur laquelle l'épreuve du temps n'a pas passé, le nom de guérison absolue? C'est difficile ; cependant nous verrons que, même à ce point de vue, les statistiques ne manquent pas, et que certains malades ont été suivis pendant plus de vingt ans après leur sortie du sanatorium.

En bloc, les statistiques donnent 20 p. 100 de guérisons, mais il faut bien remarquer que les sanatoria reçoivent à peu près tous les malades, les cas récents comme les cas anciens et sûrement perdus. Or, nous verrons que la guérison ne peut être promise presque à coup sûr que si le malade est soigné rationnellement aussitôt qu'on a pu dépister chez lui la maladie. Plus tard les mauvaises chances augmentent.

Le Dr Sabourin, l'ancien directeur du sanatorium français du Canigou, affirme qu'on pourrait guérir 80 p. 100 des tuberculeux s'ils étaient soignés dès le début et s'ils s'astreignaient à suivre une hygiène rigoureuse après leur sortie du sanatorium. Et je ne serais pas loin de croire qu'il a raison ; car, en analysant de près la statistique d'un sanatorium allemand, qui fonctionne à Rehburg (Hanovre) pour les pauvres de la ville de Brême, j'ai découvert que sur 28 malades soignés tout au début de leur affection, 22 partirent complètement guéris, ce qui nous fait un peu plus de 78 p. 100 de guérisons. Le Dr Sabourin, qui parle d'après son impression personnelle, sans s'appuyer sur aucun chiffre, n'a-t-il pas raison ?

Comme nous le disions plus haut, la

guérison n'est pourtant pas la propriété exclusive des cas récents, les porteurs de cavernes peuvent aussi espérer arriver à cette terre promise. Les observations de cette sorte se trouvent dans les statistiques des sanatoria, et ces individus vivent parfaitement bien, pendant de longues années.

Les recherches faites à ce sujet nous montrent des guéris ayant repris leurs occupations, et, au moment des enquêtes, vivant absolument bien portants, quelquefois vingt-sept à vingt-huit ans après leur sortie de l'établissement. Dettweiler, de Falkenstein, a publié un document si important sur ce sujet que nous ne pouvons guère nous dispenser de l'analyser : il montrera avec quelle conscience ces recherches sont entreprises.

Dans l'espace de dix ans, 132 malades ont été renvoyés guéris de l'établissement de Falkenstein. En 1886, le D\u02b3 Dettweiler écrit à 99 de ces malades, sortis depuis un temps variant de trois à neuf ans : il ne s'était adressé qu'à ceux dont il connaissait le domicile ou celui du médecin, et qui lui paraissaient donner des garanties morales nécessaires pour qu'on pût faire fond sur leurs réponses. Il reçut 98 réponses. Nous n'allons nous occuper que de celles-là. 11 malades sont morts et, pour la plupart, de maladies autres que la tuberculose. Cette mortalité est bien proche de la mortalité générale pour le même espace de temps; 12 malades ont eu une rechute dont ils ont guéri, 3 sont encore malades. Il nous reste 72 guéris pour une enquête portant sur 98 personnes, ce qui nous donne une moyenne de 72,5 p. 100 de guérisons confirmées.

Non seulement cette guérison résiste au temps, mais elle permet au tuberculeux guéri de mener pendant le reste de ses jours une vie utile. Certes, il est probable qu'il retombera malade s'il se place une seconde fois dans les conditions qui l'ont fait déjà succomber. Mais on peut, tout en se livrant à ses occupations habituelles, éviter les fatigues et les excès. Si l'on exerce une profession

2.

défavorable à une vie hygiénique, il est possible d'en atténuer les inconvénients, dans le cas où l'on ne peut la changer, ce qui vaudrait mieux. C'est en analysant les nombreuses observations qui font partie des statistiques qu'on peut se rendre compte de la latitude laissée, à ce point de vue, au tuberculeux guéri.

Toutes les professions sont à peu près représentées dans les documents publiés, et l'on y voit que les résultats acquis au sanatorium ne restent point l'apanage des classes fortunées, dont les individus peuvent se consacrer, leur vie durant, à leur propre soin.

Certaines observations se rapportent à des officiers dont deux ont fait trois campagnes (notamment celle de 70-71) depuis leur guérison. Un chanteur se vante de pouvoir retenir sa voix plus longtemps que la plupart des artistes. Cette profession est particulièrement fatigante pour l'appareil pulmonaire et ne donne aucune garantie au point de vue d'une vie régulière et hygiénique. Un malade travaille dans un bureau neuf heures par jour, un autre a, comme libraire, une profession sédentaire, d'autres enfin sont médecins et chacun connaît les fatigantes obligations de la profession.

Certes, il vaudrait mieux que les malades guéris fussent assez raisonnables pour éviter tout excès et toute fatigue. Mais puisque certains d'entre eux sont assez fous pour ne tenir aucun compte des conseils qu'on leur a donnés, nous devons nous en servir comme enseignement. Or, les statistiques nous offrent quelques exemples de malades menant une vie peu sage et peu conforme aux règles dont l'application les a guéris. Ils résistent pourtant et ne se ressentent pas de leurs écarts de régime.

Chez les femmes, la maternité et les fatigues qui en résultent, si défavorables aux phtisiques en voie d'évolution, se passent sans réveiller l'affection. L'une des malades a eu six enfants, et nombreuses sont celles qui en ont eu deux ou trois depuis leur sortie du sanatorium.

Enfin, tous ces phtisiques n'ont point été

sans souffrir de maladies diverses depuis
leur guérison. Nous les voyons résister
parfaitement aux atteintes de maladies aiguës ou chroniques, que ces maladies aient
affecté l'appareil respiratoire ou un autre
organe.

Je pense que tous ces faits, et ce sont des
faits faciles à vérifier si l'on veut s'en donner
la   peine,   démontrent   surabondamment
l'existence de la guérison de la phtisie. Je
m'en suis tenu aux faits cliniques, à ceux
qui ont été observés du vivant du malade,
mais l'existence de la curabilité de la phtisie
est encore prouvée d'une façon plus irréfu-
table par une autre branche de l'art médical,
l'anatomie pathologique.

Cette science, dont les droits commencent
après la mort des malades, a pour but de
rechercher le pourquoi de leur mort. Eh bien !
cette science a accumulé par milliers les
preuves de la curabilité de la phtisie.
A chaque instant, à l'autopsie d'individus
morts de mort violente ou d'une maladie
tout autre que la tuberculose, on trouve dans

le poumon des brides, des îlots de tissu cicatriciel, indiquant la guérison d'un ancien
foyer tuberculeux. Et il s'agit bien de phtisie,
puisqu'en examinant ces tissus cicatriciels
au microscope on y trouve encore des bacilles
englobés dans un tissu dense qui les empri-
sonne et les empêche désormais d'exercer
leurs ravages.

Ces cicatrices se rencontrent très souvent ;
tous les auteurs les signalent, et en examinant
les cahiers d'autopsie on se rend compte
qu'elles existent dans près de la moitié des
cas. S'il est possible d'interroger les parents
de ces anciens tuberculeux, d'avoir des renseignements sur leur vie, on constate que la
plupart d'entre eux ne se sont même point
rendu compte de la gravité de leur affection,
qu'ils ont toussé pendant quelques années de
leur vie, puis que tout symptôme morbide
a disparu.

Si la tuberculose a une telle tendance vers
la guérison, pourquoi le médecin n'aiderait-il
pas les efforts de la nature en combinant
l'hygiène du malade de façon à le mettre

dans les meilleures conditions pour résister aux attaques du bacille? C'est ce qu'on a tenté et ce sont les règles de ce traitement à la fois simple dans ses principes et compliqué dans son application que nous aurons à exposer.

PREMIÈRE PARTIE

COMMENT ON DEVIENT PHTISIQUE.

A. — LA CONTAGION.

CHAPITRE PREMIER

LA CONTAGION PAR L'AIR RESPIRÉ.

L'air expiré n'est pas contagieux. — Les bacilles tuberculeux sont dans les crachats. — Tuberculisation des chiens par les crachats desséchés. — Danger de la poussière des pièces fréquentées par les phtisiques. — Le bacille tuberculeux dans le nez. — La contagion dans les lieux publics, dans les chemins de fer, les rues, les squares. — Dangers du mouchoir où crachent les phtisiques, des serviettes, du linge.

De toutes les manifestations de la tuberculose, la plus commune est la phtisie pulmonaire. C'est aussi peut-être la plus dangereuse au point de vue de la contagion. En parcourant les livres médicaux, on rencontre facilement des exemples de petites épidémies développées autour d'un phtisique, dans son entourage, parmi ceux qui le soignent. La manifestation tuberculeuse qui se développe chez les autres individus est, dans ce cas, presque toujours une phtisie pulmonaire. Le germe infectieux, le bacille de Koch, a pénétré dans le poumon avec l'air de la respiration, s'y est fixé, y a causé les lésions déterminant la phtisie pulmonaire.

Comment cette contagion s'effectue-t-elle? D'où vient exactement le bacille, comment et à la faveur de quel procédé le transport s'accomplit-il ? C'est ce que nous allons essayer de dire aussi clairement que possible.

La contagion se faisant par les voies respiratoires, celles-ci étant atteintes chez le phtisique, on peut tout d'abord se demander si l'air expiré par le malade ne porte pas avec lui le poison tuberculeux. Dans ce cas, nous serions bien en peine de nous garantir contre la contagion; pour ne pas respirer le germe infectieux, il nous faudrait porter des masques spéciaux qui filtreraient l'air avant de le laisser pénétrer dans nos poumons. Heureusement, nous pouvons être rassurés à ce point de vue ; l'air expiré, d'une façon générale, ne contient aucun germe, ni tuberculeux, ni autre.

C'est une chose dont on pouvait se douter depuis Tyndall, qui avait montré que l'air expiré est optiquement pur, c'est-à-dire ne contient ni poussières, ni germes d'aucune sorte. Bactériologiquement la démonstration a d'ailleurs été faite : de l'air fut expiré à travers des substances qui constituent des milieux favorables pour le développement des microbes ; dans aucune de ces substances ne se montrèrent les taches et les traînées indiquant la croissance d'un infiniment petit.

Cadéac et Mallet entreprirent une expérience qui emporte la conviction, parce qu'elle se rapproche des faits de chaque jour. Une cage fut séparée en deux compartiments par une cloison formée d'une double toile métallique. Les animaux qui s'y trouvaient ne pouvaient donc en aucune manière entrer en contact et leurs aliments ne pouvaient se mêler ; de plus, la litière maintenue humide ne laissait échapper aucune poussière qui, en se répandant dans l'atmosphère, aurait pu causer des échanges entre les deux compartiments. Dans l'une des cases on mit des animaux tuberculeux, dans l'autre des animaux sains. Ces deux groupes si bien séparés n'avaient de commun que l'air qu'ils respiraient, air chargé, bien entendu, des gaz expirés par les animaux tuberculeux. L'expérience montra qu'aucun des animaux sains ne devint phtisique.

Quel est donc le facteur de la contagion par l'air ? Car on ne peut nier que l'air ne transporte dans le poumon le germe tuberculeux. Le facteur, c'est avant tout le crachat tuberculeux qui, desséché, réduit en fine poussière, se répand dans l'atmosphère avec les nombreux bacilles qu'il contient, et pénètre dans le poumon. Avec lui on peut encore citer le pus provenant d'une lésion tuberculeuse (abcès, tumeur blanche, etc.)

Le nombre de bacilles expectorés par un phtisique est énorme. Les calculs d'Heller, entrepris à ce point de vue, montrent qu'un phtisique crachant seulement toutes les heures et expulsant trente centimètres cubes à chaque quinte mettrait ainsi en liberté 720 millions de bacilles tous les jours. Ces bacilles accompagnent les poussières du crachat desséché et propagent avec la plus grande facilité la tuberculose. Cette nocuité des poussières bacillifères est surabondamment prouvée aujourd'hui et nous ne rapporterons que quelques expériences typiques.

En 1880, Tappeiner rend onze chiens phtisiques sur douze en les enfermant dans une chambre, où il avait pulvérisé des crachats tuberculeux desséchés. Cadéac et Mallet, après avoir démontré que l'air expiré par les phtisiques n'est point dangereux, démontrent que les poussières de leur atmosphère sont bacillifères, en tuberculisant des chiens par inoculation de la vapeur d'eau poussiéreuse d'une salle de phtisiques. Mais c'est un savant allemand, Cornet, qui a étudié surtout la contagion par les poussières tuberculeuses et qui a épuisé la question. Il injecta dans le péritoine de cochons d'Inde la poussière de l'air de divers locaux : lorsque cette poussière contenait du bacille de Koch, les animaux mouraient de péritonite tuberculeuse. La poussière provenant de sept hôpitaux, trois maisons de santé, deux prisons et des chambres de cinquante-trois tuberculeux de sa clientèle privée fut ainsi inoculée. Les expériences portèrent aussi sur d'autres locaux fréquentés par des phtisiques, tels que salles de consultation, policliniques, etc. La plupart des animaux moururent de péritonite tuberculeuse, alors que la poussière provenant de locaux, où ne séjournaient pas habituellement des phtisiques, ne put déterminer la tuberculose. Ajoutons encore ces deux observations démonstratives, citées par Cornet :

Une actrice tuberculeuse habita pendant plusieurs semaines un hôtel ; elle expectorait la plupart du temps dans un crachoir ou dans son mouchoir, rarement sur le sol ; la chambre fut balayée à sec comme d'habitude, puis essuyée avec un linge humide. La poussière recueillie sur le bateau du lit, à la tête et aux pieds, fut injectée à trois animaux. Tous moururent tuberculeux. La chambre était donc infectée et celui qui y avait dormi ensuite était dans les meilleures conditions pour devenir phtisique.

Dans un autre cas, la poussière recueillie sur le mur situé près d'un lit où était morte, six semaines auparavant, une phtisique, suffit pour rendre tuberculeux les deux animaux inoculés.

Nous voilà déjà assez avancés sur le chemin de notre démonstration. Nous avons tout d'abord vu que les crachats pulvérisés rendaient les animaux tuberculeux, et nous venons de voir que cette poussière tuberculeuse se rencontre partout où sont des phtisiques expectorant dans leur mouchoir ou sur le sol. Tout cela est bien, mais rien ne nous prouve encore que l'homme sain, respirant dans un local, où la poussière rassemblée sur les saillies et les meubles est bacillifère, puisse aspirer des bacilles de Koch. Ce dernier pas a été franchi par Straus, qui a saisi sur le fait le passage des bacilles dans les voies respiratoires de l'homme. Ce savant a, en effet, trouvé chez un tiers d'individus sains, séjournant plus ou moins longtemps dans les salles d'hôpital, le bacille tuberculeux virulent dans leurs fosses nasales. Le cycle est fermé, nous avons suivi le bacille depuis son origine jusqu'au moment où il pénètre dans l'organisme humain.

Cette poussière bacillifère trouvée par Cornet dans des locaux fréquentés *habituellement* par des phtisiques existe-t-elle ailleurs? En particulier les lieux dits publics, où se rencontrent sûrement des individus phtisiques, sont-ils dangereux? Les wagons de chemin de fer ont surtout servi à ce genre de recherches; ils semblent être en effet merveilleusement disposés pour faciliter la contagion. La poussière abonde, l'endroit est petit, encombré, l'aération médiocre, presque nulle en hiver, au moment où la crainte d'un vent glacé fait soigneusement fermer par les voyageurs toutes les ouvertures des compartiments. Certaines de nos lignes françaises, à longs parcours, paraissent plus particulièrement dangereuses, ce sont celles qui servent à transporter les malades vers nos côtes de la Méditerranée. Les phtisiques y abondent et beaucoup d'entre eux ne se gênent point pour expectorer sur le tapis des compartiments; chacun peut y être témoin du fait qu'a rapporté Villemin :

« Un jour que je voyageais en chemin de fer, un confrère entra dans mon compartiment et me raconta, avec une certaine émotion, qu'il venait d'assister à un spectacle écœurant qui lui avait donné l'explication de l'origine probable de certaines tuberculoses inexpliquées. Un malheureux phtisique voyageant avec lui n'avait cessé d'inonder de son expectoration le tapis du wagon où il se tenait. Et notre confrère se demandait ce que pourrait produire, chez des personnes prédisposées, cette expectoration lorsque, devenue poussière au bout de quelques jours, la trépidation du chemin de fer la maintiendrait en suspension dans l'atmosphère du compartiment fermé. »

Un docteur américain, Whittaker, en comparant l'individu exposé à respirer ces poussières aux animaux dont nous parlions plus haut que l'on enferme dans des cages où sont répandues des poussières tuberculeuses, me semble avoir très bien indiqué le genre de danger auquel sont exposés les voyageurs parcourant les lignes habituellement fréquentées par les phtisiques. Ajoutons que ce danger croît à mesure que les compartiments deviennent plus luxueux et que les coupés-lits, sleeping-cars et autres places dites de luxe, avec leur abondance de coussins, de peluches et de rideaux sont bien plus redoutables (des expériences de laboratoire l'ont prouvé) que les compartiments, moins luxueux, de 2ᵉ et 3ᵉ classe.

Si l'on en croit Cornet, les rues, malgré les nombreux crachats qui les souillent, ne seraient pas dangereuses. Jamais il n'a pu infecter d'animaux en leur inoculant la poussière recueillie dans les rues les plus fréquentées de Berlin. Il semble que la lumière, le soleil, les agents atmosphériques suffisent à désinfecter la rue. Pourtant il est certains lieux publics, comme les squares, qui pourraient être à craindre. Ils ne sont pas soumis aux arrosages et balayages de la rue, ils servent souvent de point de réunion aux malades qui ne peuvent aller à la campagne et viennent y chercher un coin de verdure. Dans ces conditions, il nous semble que l'on doive se tenir en garde ; un enfant peut fort bien choisir pour faire son tas de sable un point souillé par l'expectoration d'un phtisique. Si ces malades fréquentent en quelque nombre un square il est probable que l'air qui les entoure contiendra des poussières bacillifères, comme tendrait à le prouver l'expérience suivante de Schnirer, rapportée par Marfan :

« Me trouvant un jour occupé, dit Schnirer, à des travaux bactériologiques au laboratoire de Weichselbaum, pendant un repos, je me fis apporter du raisin pour me rafraîchir. Ce raisin avait séjourné quelque temps dans un panier à l'extérieur; il était tellement couvert de poussière, que l'eau dans laquelle je le lavai était absolument sale et noirâtre. En

examinant cette eau, je réfléchis que la rue
voisine était fréquentée par les très nombreux phtisiques qui se rendent à la clinique,
et que ces gens ne se gênaient pas pour cracher à terre. La poussière, si abondante à
Vienne, avait donc des chances de contenir
des bacilles. Pour m'en rendre compte, j'in-
jectai à trois cochons d'Inde 10 centimètres
cubes de cette eau. L'un d'eux mourut, en
deux jours, de péritonite ; quant aux deux
autres, ils succombèrent au bout de quarante-
cinq et de cinquante-huit jours, présentant
des lésions tuberculeuses manifestes, par-
tant du point de l'injection. J'ajouterai que
l'eau du lavage avait été prise au moment de
son emploi au robinet d'eau de source, que
le verre à expériences qui l'avait contenue
venait d'être stérilisé avec soin, que ni le
garçon qui avait apporté les raisins, ni le
marchand qui les avait vendus ne sont tuberculeux. Ce fait montre avec évidence quel
danger les crachats tuberculeux lancés au
hasard et les poussières qui les contiennent présentent au point de vue de la santé publique. »

Nous voyons donc que le danger nous entoure de tous côtés et que nous ne saurions prendre trop de précautions pour nous défendre. Nous verrons plus tard comment on peut éviter la production de poussière tuberculeuse, mais il faut être pour le moment bien persuadé que cette poussière bacillifère, les phtisiques la fabriquent, ordinairement, avec une surabondance navrante. Ils agissent, en effet, de façon que leurs crachats deviennent pulvérulents le plus rapidement possible. Les uns expectorent par terre, où le crachat, écrasé par les pieds, se dessèche et se réduit en poussière ; les autres expectorent dans leur mouchoir, ce qui ne vaut guère mieux, ce qui est même pis, si l'on en croit Cornet. Le crachat, mis en poche, se trouve alors à une température de 25 à 30°, se dessèche très rapidement, se pulvérise d'autant mieux qu'il se trouve soumis à des frottements incessants par l'usage fréquent du mouchoir, et cette poussière se répand dans l'atmosphère pour être absorbée ensuite par l'entourage. Cette pulvérisation est d'autant plus dangereuse qu'elle est fine et que ses particules peuvent ainsi pénétrer jusque dans les parties les plus intimes du poumon. Ce qui est vrai pour le mouchoir souillé, l'est aussi, bien entendu, pour le linge de corps des malades et les draps de lit, qui ne sont point à l'abri d'éclaboussures provenant de la salive des phtisiques.

Résumons-nous. Nous avons vu en détail que le danger de contagion de la tuberculose par inhalation était dû à l'introduction dans l'organisme de poussières bacillifères. Ces poussières bacillifères proviennent elles-mêmes des crachats et du pus des tuberculeux. Nous voilà arrivés à la source, au point de départ de la contagion. *L'agent principal*, on pourrait presque dire le seul agent, *de la contagion de la tuberculose par inhalation est le crachat des phtisiques.* Nous verrons plus tard comment on peut s'en garantir.

CHAPITRE II

LA CONTAGION PAR L'ALIMENTATION.

La contagion par les aliments est démontrée chez les animaux. — Le lait venant d'animaux phtisiques est dangereux. — Le lait vendu dans les villes peut être une source de contagion. — État sanitaire des vacheries de Paris. — Cas de tuberculose intestinale dus au lait. — La crème, le beurre, le fromage sont-ils dangereux ? — Rareté de la contagion par la viande. — Les restes laissés par les phtisiques peuvent donner la tuberculose.

Expérimentalement, il n'est pas douteux qu'on ne puisse infecter des animaux en leur faisant absorber des matières tuberculeuses. Chauveau, Villemin et autres l'ont démontré à plusieurs reprises. Dès lors il y avait intérêt à rechercher si les différentes parties des animaux servant à l'alimentation sont infectieuses, quand l'animal qui les fournit est phtisique. Les recherches ont porté sur la viande et particulièrement sur le *lait*. Ce liquide devait nécessairement attirer l'attention des hygiénistes ; car la tuberculose sous toutes ses formes et particulièrement la tuberculose intestinale est très fréquente chez l'enfant. En effet, à Paris seulement, il ne meurt pas moins de deux mille enfants qui n'ont pas deux ans, par tuberculose.

Le lait des vaches tuberculeuses est-il capable de propager l'infection ? La réponse à cette question n'est pas très facile à faire parce qu'il y a des degrés dans la tuberculose. Tous les savants sont d'accord pour affirmer que le lait provenant d'une vache dont le pis est atteint de tuberculose peut donner la tuberculose. Il en est de même quand tous les organes de l'animal ou la plupart d'entre eux sont malades. Dans ce cas en effet le bacille de Koch se trouve non seulement dans les organes, mais aussi dans toutes les humeurs, lait, sang, lymphe. Le lait provenant de tels animaux est dangereux ; inoculé à des cochons d'Inde ou à des lapins, il provoque l'éclosion de la tuberculose.

Mais dans les autres cas, lorsque la tuberculose de l'animal n'est pas généralisée, lorsqu'elle n'a pas atteint le pis, le lait est-il contaminé? Là les opinions diffèrent, mais devant les résultats dont un certain nombre sont positifs, nous devons être sévères et regarder comme dangereux le lait provenant de toute vache tuberculeuse, quelle que soit l'étendue des lésions qui affectent l'animal.

Toutefois nous, acheteurs, nous ne pouvons pas savoir de quel animal provient le lait que nous buvons. Nous ne pouvons examiner le producteur ou le faire examiner, dans la généralité des cas, même quand nous le connaissons. Il nous importe donc de savoir dans quelle proportion le lait que nous consommons habituellement est dangereux.

En 1884, un expérimentateur, Hippolyte Martin, annonça au monde médical les résultats effrayants qu'il avait obtenus en prélevant au hasard du lait aux laitières qui s'installent sous les portes cochères de Paris. La mortalité des animaux inoculés fut du tiers! « Le lait pris au hasard à la source où s'alimente la majorité de la population parisienne semble provenir une fois sur trois de vaches atteintes de tuberculose. » L'émoi fut grand, comme bien on pense ; les expériences furent reprises de tous les côtés, mais elles furent plus rassurantes. Certes le lait est dangereux, mais pas dans la proportion indiquée par Hippolyte Martin ; une cause d'erreur avait dû se glisser dans ses expériences.

Des expériences, faites à Munich dans des conditions analogues, n'ont donné que des résultats négatifs ; aucun animal ne devint malade. L'auteur, Gebhardt, pense que dans les cas ordinaires le lait qui nous est vendu provient d'un grand nombre de vaches, les unes malades, les autres saines. Dans ce cas les bacilles provenant du lait des vaches tuberculeuses se trouvent dilués dans une grande quantité de lait sain. Cette dilution a pour effet de supprimer la virulence du lait tuberculeux, comme il arrive d'ailleurs pour d'autres produits. Attirons à ce propos l'attention du public sur une habitude regardée généralement comme excellente et qui consiste à nourrir les enfants du lait provenant toujours de la même vache. C'est parfait si vous êtes sûr de la santé de l'animal, si vous pouvez le faire examiner assez fréquemment par un vétérinaire; autrement c'est une mauvaise pratique. Si l'animal devient tuberculeux son lait tuberculisera celui qui l'absorbe; ce lait, dilué avec du lait sain, aurait été inoffensif.

Il nous faut aussi parler des vacheries de Paris; la tuberculose y régnait autrefois, mais aujourd'hui les choses ont bien changé, grâce aux mesures sanitaires prises par les éleveurs. Nous laisserons la parole au professeur Nocard : « Aujourd'hui rien n'est plus difficile que de trouver une vache tuberculeuse dans les étables des nourrisseurs de Paris. La police sanitaire n'y est pour rien ; si le mal a disparu ou à peu près, cela tient uniquement à ce que les conditions économiques de la production du lait, dans les grandes villes, sont absolument différentes de ce qu'elles étaient autrefois. Aujourd'hui les nourrisseurs de Paris ne font plus saillir leurs vaches; ils les achètent aussitôt après la mise-bas, en pleine lactation; ils les entretiennent toujours en bon état de graisse : aussi les livrent-ils au boucher dès qu'elles ne donnent plus assez de lait. Il en résulte que les vaches ne séjournent guère plus d'un an dans leurs étables. Pendant ce court délai, les bêtes qui avaient le germe de la tuberculose au moment de l'achat n'ont guère le temps de contaminer les autres, ou, si elles réussissent à infecter leurs voisines immédiates, les lésions ainsi créées restent très limitées et n'ont pas le temps de subir le ramollissement qui les rendrait dange- reuses à leur tour. Il y a peu d'années, au contraire, le nourrisseur gardait ses vaches aussi longtemps qu'il en pouvait espérer, avec une gestation nouvelle, une prolongation de sécrétion lactée; aussi chaque vache restait dans l'étable pendant quatre, cinq et six ans; si l'une d'elles était tuberculeuse, elle avait tout le temps nécessaire pour con- taminer ses voisines, pour infecter l'étable entière. Ces conditions, si favorables à la propagation de la maladie, sont encore celles de la plupart des étables dans les campagnes ; aussi, lorsque la malade y a séjourné quelque temps, on peut dire que l'étable est désormais infectée, que le contage y est installé à demeure et que toutes les autres vaches, à de très rares exceptions près, seront prises l'une après l'autre. »

Ces faits nous montrent que le danger de la tuberculisation par le lait est moins grand aujourd'hui qu'autrefois, mais il existe toujours, ne serait-ce que dans les campagnes. On pourra, il est vrai, m'objecter que j'ai bien montré que le lait pouvait être tuberculeux sans montrer que ce lait, absorbé par les voies digestives, pouvait donner la tuberculose à ceux qui l'ingéraient. Nous n'absorbons point le lait en nous l'inoculant dans le péritoine, comme le font les expérimentateurs, mais bien en l'avalant. Les deux modes ne sont pas semblables. Le second présente-t-il autant de dangers que le premier?

Certes non. L'estomac et son suc gastrique acide est un protecteur puissant contre l'infection bacillaire et les expériences entre-

prises sur les animaux nous ont appris que des
produits tuberculeux pouvaient traverser les
voies digestives sans rendre l'animal malade ;
mais elles nous ont appris aussi que ces
produits pouvaient engendrer de graves
lésions. Nous devons donc voir si l'on a
constaté chez l'homme des cas de tuberculose provenant de l'ingestion du lait.

Ces cas existent et ils sont nombreux, surtout chez l'enfant, dont on connaît la déli-
catesse de l'intestin, lésé même par des microbes qui seraient inoffensifs pour un adulte.
Or chez l'enfant le carreau n'est pas rare
et semble dû à une infection par l'intestin ;
l'enfant se nourrissant de lait, il est naturel
de rapporter à l'usage de cet aliment la fréquence de la tuberculose intestinale infantile.
Les observations assez nombreuses se rapportent presque toutes à des enfants nourris
de lait provenant exclusivement d'une seule
vache, laquelle devient ou est tuberculeuse
et détermine l'infection des nourrissons. Dans
d'autres cas, comme celui rapporté par Olli-
vier et Boulet, il s'agit d'une pension où la

vache laitière est tuberculeuse : six cas de tuberculose se développent parmi les élèves, pendant le séjour de cette bête dans l'établissement.

Enfin, voici un dernier exemple où la malade était la fille d'un médecin de Genève. Cette jeune fille, jusqu'à l'âge de seize ans, était restée en bonne santé et rien n'eût pu faire soupçonner chez elle l'existence d'une tuberculose quand, tout à coup, elle se mit à dépérir. Pendant dix mois, aucun des médecins qui furent appelés à la soigner ne soupçonna son mal, si bien qu'après sa mort son père eut le courage, par dévouement à la science, de faire l'autopsie de sa fille. Il découvrit l'existence d'une tuberculose intestinale ! Parmi les parents de la jeune fille il n'y avait jamais eu de tuberculose ; la localisation des lésions à l'intestin fit rechercher la cause de la contagion dans l'alimentation. Le père se rappela que sa fille, chaque dimanche, passé en famille dans la montagne, allait boire du lait de vache au moment de la traite. Ces vaches furent soumises à l'épreuve de la tuberculine de Koch ; sur les cinq vaches, quatre étaient tuberculeuses et deux d'entre elles avaient de la tuberculose de la mamelle. Cette constatation ne pouvait laisser aucun doute au malheureux père sur l'origine de la tuberculose intestinale de sa fille.

Si le lait peut être tuberculeux, s'il peut renfermer des bacilles, en est-il de même de ses produits dérivés, le beurre et le fromage ? Des expérimentateurs, ayant souillé du lait avec des produits tuberculeux, ont constaté que le beurre et le fromage qui en provenaient pouvaient transmettre la tuberculose. D'autres, en agissant de même avec du lait fourni par des vaches tuberculeuses, ont obtenu les mêmes résultats. Dans ces cas, il s'agit de laits franchement virulents. Si l'on répète les mêmes expériences avec les beurres et fromages du commerce, provenant de laits mélangés, le danger diminue et disparaît même à peu près complètement. Nous verrons d'ailleurs qu'on pourrait le faire s'évanouir en stérilisant le lait avant son emploi. Mais, même sans cette précaution, on ne peut que

se ranger à l'avis de M. Nocard qui considère
l'ingestion du fromage ou du beurre du commerce comme à peu près exempte de dangers.

Les animaux tuberculeux ne nous donnent
pas seulement leur lait, ils nous donnent aussi
leur viande. Cette viande est-elle dangereuse?
Nous ne pouvons donner ici toutes les expériences entreprises à ce point de vue et nous
n'allons même pas entreprendre de discuter
le danger qui peut provenir de l'ingestion
de cet aliment. D'une façon générale, le
bétail atteint de tuberculose, à un degré tel
que sa viande puisse être dangereuse, n'est pas
livré à la boucherie. De plus, dans les grandes
villes, les abattoirs et les halles sont surveillés
par des inspecteurs, de telle façon que jamais
le public n'est exposé à acheter de viande
capable de transmettre la tuberculose. En
conséquence, nous n'avons guère à parler
ici du danger de contagion par la viande.
S'il existe théoriquement, si certaines viandes
peuvent receler le bacille tuberculeux, nos
lecteurs n'ont point à s'en préoccuper, tout
au moins s'ils habitent une ville assez im-

portante. Il n'y aurait à se défier que des viandes dites « foraines » introduites par quartiers. Dans ce cas, on en serait quitte pour se priver de manger des viandes saignantes ; il suffit que l'intérieur du morceau cuisiné ait une couleur gris rosé pour que tout danger ait disparu ; cette couleur indique que la viande a atteint 70°, température suffisante pour tuer le bacille tuberculeux.

Mais nous devons mettre en garde contre un autre danger. Les personnes qui font manger les enfants ont la mauvaise habitude de porter auparavant la nourriture à leur bouche. Il ne faut jamais se livrer à cette pratique et encore moins la tolérer chez des personnes étrangères. Si l'une d'elles est atteinte de tuberculose, si c'est la bonne ou la nourrice de l'enfant, si par conséquent le même acte se répète à des intervalles fréquents, l'enfant court un réel danger. Nous n'en citerons qu'un exemple d'après Straus : « Demme, dit-il, a publié récemment une observation d'infection probable de nourrissons par les voies digestives. Trois tout jeunes enfants, confiés à une nourrice sèche, et sans que leurs parents fussent tuberculeux, succombèrent, dans le cours de leur première année, à une tuberculose intestinale primitive, constatée à l'autopsie. Un quatrième enfant, placé dans les mêmes conditions chez la nourrice sèche, mourut également, et à l'autopsie on constata des ulcérations tuberculeuses de l'intestin grêle, avec ganglions tuberculeux ; les autres organes étaient sains. L'examen de la nourrice sèche révéla l'existence d'une affection tuberculeuse de la mâchoire droite avec fistule communiquant avec la cavité buccale. Cette femme avait l'habitude de prendre préalablement dans sa bouche la bouillie qu'elle faisait ensuite avaler aux enfants, pour en apprécier la température ; il est probable que l'infection tuberculeuse des enfants provenait de la contamination de la bouillie par la salive chargée de bacilles de cette femme. »

Il est aussi très mauvais pour la même raison, de faire manger ou de manger les restes qu'un tuberculeux laisse dans son assiette. Dans les ménages pauvres c'est une pratique assez répandue, sous prétexte d'économie, et à laquelle on se laisserait aller d'autant plus volontiers que les tuberculeux privés presque toujours d'appétit, laissent dans leur assiette la plus grande partie des mets qu'on leur a servis. Il faut détruire ces restes alimentaires, car Schoull a pu infecter deux chats en les leur donnant à manger; les animaux, à l'autopsie, présentaient des tubercules dans divers organes.

Nous en avons fini avec la contagion par l'alimentation ; pour terminer nous n'avons qu'à insister sur le danger que peut présenter le *lait* dont on ne connaît pas l'origine saine. Nous verrons d'ailleurs que rien n'est plus facile que de se garantir contre ce danger.

CHAPITRE III

LA CONTAGION PAR LA PEAU ET LES MUQUEUSES.

Mode de contagion rare. — Fragments de crachoirs en porcelaine ayant causé la tuberculose. — Vaccination et tuberculose. — Les lèvres comme porte d'entrée de la tuberculose. — Transmission de la phtisie par les porte-plume, les livres. — Le baiser et la phtisie. — La vie conjugale et la phtisie.

Les cas de contagion que nous allons rapporter maintenant sont des plus rares, mais comme on ne peut les nier, comme il s'agit de faits bien observés, nous devons en parler. Il ne sera d'ailleurs guère difficile de se défendre contre eux. Il s'agit de l'introduction du virus tuberculeux par la peau ou les muqueuses, d'une inoculation analogue à celle que l'on fait expérimentalement. La peau ne semble guère favorable à l'envahissement de l'organisme par le bacille de Koch.

4.

Nous ne nous occupons ici que d'une série
de faits qui intéressent plus particulièrement
ceux qui entourent les phtisiques et qui sont
appelés à leur donner des soins. Tscherning,
Merklen et d'autres signalent des observations
où une tuberculose locale s'est développée
à la suite d'une blessure de la main par un
fragment de crachoir. Une lymphangite, des
suppurations ganglionnaires en sont la conséquence ; dans un cas, une phtisie pulmonaire
vient jouer le dernier rôle dans l'évolution.
Dubreuilh et Auché nous racontent l'histoire d'une servante qui voit se développer
une tuberculose locale sur la face dorsale
de ses doigts. Cette servante lavait les mouchoirs dans lesquels crachait sa maîtresse
phtisique, et elle les frottait de sa main
droite fermée, suivant la coutume des blanchisseuses. Les auteurs pensent que ce
frottement répété a pu provoquer l'inoculation du bacille de Koch et la localisation
des lésions leur donne raison.

Cette question de l'inoculation de la tuberculose par la peau présente une importance

pratique. Puisque la science possède des cas positifs d'infection tuberculeuse par cette voie, la vaccination ne pourrait-elle pas servir de moyen de transmission de cette maladie ? Je crois pouvoir absolument rassurer mes lecteurs à ce point de vue. Tout d'abord il n'existe pas un seul cas où l'on ait pu constater cette transmission. Mais on peut même ajouter que les expérimentateurs qui ont recherché le bacille de Koch dans la lymphe vaccinale de sujets manifestement phtisiques n'ont jamais rien trouvé et qu'ils n'ont jamais pu déterminer la tuberculose des cochons d'Inde en leur inoculant cette lymphe dans le péritoine.

Tout comme la peau, les surfaces muqueuses peuvent servir de porte d'entrée au bacille de Koch. La muqueuse buccale, entre autres, est une voie d'introduction fréquente, comme le démontrent les adénites sous-maxillaires (écrouelles) qui affectent si souvent l'enfance. Ces bacilles peuvent être apportés par les aliments comme nous l'avons déjà vu au chapitre précédent ; mais ils peuvent encore provenir d'objets souillés, car on sait la déplorable habitude des enfants de tout porter à leur bouche. Chez les adultes ce geste est moins fréquent, pourtant ils ne se gênent pas pour prendre entre leurs lèvres des crayons ou porte-plume. Quand il s'agit de leurs propres objets il n'y a pas grand mal (à la condition qu'ils soient sains) ; mais, entraînés par l'habitude, ils peuvent être exposés à mettre entre leurs lèvres un objet ne leur appartenant pas. C'est une manie détestable, qui est dangereuse à tout point de vue, et en particulier au point de vue de la contagion de la tuberculose, comme le prouve l'observation suivante du docteur L.-H. Petit, publiée dans la *Revue de la tuberculose :*

Ce médecin avait eu à soigner une dame atteinte d'adénite cervicale tuberculeuse. La lésion guérit au moyen d'injections d'éther iodoformé, mais dans la suite il se déclara une phtisie pulmonaire. « Cette constatation, dit le docteur L.-H. Petit, dont je fis part au mari, gros commerçant, l'effraya tellement que, pour pouvoir donner à sa femme les soins qu'il pensait nécessaires, il songea à se retirer des affaires. Mais auparavant, il me consulta au sujet de la personne à laquelle il avait l'intention de laisser sa maison de commerce. Et c'est alors que j'eus l'explication de la maladie de sa femme.

« Cette personne était son caissier, qui était chez lui en cette qualité depuis 1887 (l'observation est de 1894). Il y avait environ une année que cet employé était dans la maison lorsque la patronne fut atteinte d'adénite cervicale. Or lui-même n'était pas très bien portant, quoique dur à l'ouvrage ; il était maigre, pâle, toussait et crachait ; mais comme il ne se plaignait jamais et faisait régulièrement son service, on finit par ne plus faire attention à son état de santé. Néanmoins, comme son patron voulut savoir si son établissement serait en bonnes mains, s'il ne risquait pas de le laisser à quelqu'un qui, n'ayant pas une très bonne santé, pouvait mourir avant peu, il me demanda mon avis.

« L'examen du caissier et de ses crachats

ne me laissa bientôt aucun doute : il était
atteint de tuberculose pulmonaire à marche
len te.

« Or voici comment sa patronne en subit
l'influence fâcheuse : Le caissier, en mettant
ses livres à jour, était obligé de les feuilleter ;
pendant qu'il les feuilletait, il mettait son
porte-plume dans sa bouche, en travers.
Lèvres et moustaches étaient, bien entendu,
garnies de bacilles. Survenaient plusieurs
clients ; les employés à la vente étant tous
occupés, le caissier les aidait et sa patronne
prenait sa place à la caisse ; de plus, le soir,
elle vérifiait la comptabilité ; elle prenait le
porte-plume, écrivait, puis feuilletait le livre
après avoir mis le porte-plume entre ses lèvres,
bref, faisait le même exercice que son employé.

« Ce fut après une année environ de cet
échange intempestif de porte-plume que
Mᵐᵉ X... fut atteinte d'adénite cervicale.

« J'ai conclu de ce récit, qui m'a été fait
à bâtons rompus, en réponse à mes questions,
que ce porte-plume, allant des lèvres d'un

phtisique à celles d'une personne jusque-là bien portante, avait infecté celle-ci. M. Verneuil, à qui j'ai fait part de cette manière de voir, a bien voulu la partager. »

Il est encore une autre mauvaise habitude contre laquelle je veux m'élever, et qui consiste à tourner les pages d'un livre au moyen de son pouce mouillé. Les romanciers nous ont appris qu'on pouvait empoisonner les gens, dont on voulait se débarrasser, en imbibant les pages du livre d'un poison plus ou moins violent, poison absorbé chaque fois que le lecteur mouille son pouce pour tourner un feuillet. Défiez-vous à ce point de vue des livres des cabinets de lecture ! Vous ne savez jamais si un malade ne vient pas de les avoir entre les mains, s'ils ne transportent pas avec eux les germes d'une maladie contagieuse. Ils peuvent avoir été infectés par les éclaboussures d'un phtisique au moment d'un effort de toux. Ils peuvent aussi avoir été souillés par le pouce du phtisique et juste à l'endroit où vous-même appliquerez votre pouce. Veillez bien à perdre cette habitude, si vous êtes malade pour ne point contaminer les autres, si vous êtes sain pour ne point être contaminé.

Le baiser peut aussi être une cause de transmission de la phtisie. En France, nous avons moins à craindre que les autres pays sous ce rapport. Ailleurs, le baiser se donne habituellement sur les lèvres ; chez nous, ce genre de baiser est plus rare. Les enfants, entre autres, sont plutôt embrassés sur le front et les joues que sur les lèvres et ce contact ne présente que peu de dangers. Malgré tout, comme on ne saurait prendre trop de précautions, il vaut mieux ne pas laisser embrasser les enfants par des personnes qu'on ne connaît pas bien.

Le danger du baiser nous met du même coup en garde contre le danger de tous les contacts intimes, comme ceux qui peuvent exister de mari à femme. La communauté du lit, entre autres choses, est à interdire, lorsqu'un des conjoints est phtisique. Les heures de nuit mettront en contact perpétuel l'individu sain avec le germe de la contagion. Des particules de crachat, la salive souilleront le drap de lit, et les mouvements inconscients de la personne endormie lui feront absorber par la bouche ou par le nez l'agent de la phtisie.

Nous en avons à peu près fini avec tous les modes de contagion possibles. Ce qui reste ne constitue plus que les cas exceptionnels de la science, nous ne ferons que citer la transmission de la tuberculose par les punaises, ou par les mouches, et par les vers de terre qui peuvent ramener à la surface de la terre les bacilles qu'ils ont été puiser auprès des cadavres des tuberculeux dans les cimetières.

B. — LA PRÉDISPOSITION.

CHAPITRE IV

CAUSES PRÉDISPOSANT A LA PHTISIE.

Part de l'organisme dans la phtisie. — L'hérédité. — La prédisposition dès la naissance. — La prédisposition due à l'âge et au sexe. — Influence des maladies de l'appareil respiratoire. — Importance des affections des autres organes. — Influence du milieu. — La vie cloîtrée. — La phtisie suivant les professions.

Nous nous sommes jusqu'à présent uniquement préoccupés du bacille de Koch, mais chez le phtisique il n'est pas le seul facteur de la maladie. Pour faire un tuberculeux il faut des bacilles de Koch, mais il faut aussi un organisme qui soit disposé à les recevoir.

Dans l'état normal, nous sommes assez

résistants à l'infection tuberculeuse; il n'est aucun d'entre nous qui n'ait quelquefois reçu dans ses voies aériennes quelques bacilles tuberculeux. Si tous les humains ne deviennent pas phtisiques, c'est donc qu'il faut d'autres causes que le bacille. Il faut que l'organisme soit en état de réceptivité, qu'il n'ait plus assez de résistance pour vaincre l'agent infectieux qui s'est introduit chez lui.

Cet état particulier de déchéance est absolument nécessaire pour créer un phtisique et nous allons passer maintenant en revue les causes qui rendent l'organisme moins résistant à l'infection, ce qu'on appelle, en médecine, les causes prédisposant à la tuberculose.

En tête de ces causes nous devons mettre *l'hérédité*. Les savants discutent beaucoup entre eux pour savoir exactement en quoi consiste cette hérédité. Naît-on tuberculeux? Naît-on tuberculisable? Autrement dit, l'hérédité de la tuberculose consiste-t-elle en la transmission de la graine, du bacille tuberculeux, des parents à l'enfant, ou simplement en la transmission d'un terrain favorable à la tuberculose? Peu nous importe. Nous n'entrerons pas dans le détail de la discussion. Nous retiendrons simplement ce fait, que les enfants de phtisiques ont plus de chance de devenir phtisiques que les enfants de parents sains. C'est là une vérité admise aussi bien par les médecins que par le public ; elle nous suffit amplement pour nous montrer qu'il sera nécessaire de veiller attentivement sur la santé de ces enfants.

Nous citerons encore, parmi les enfants dont il faudra surveiller de près la santé, ceux qui naissent avec des difformités, qui se développent mal, restent débiles et gardent en grandissant les attributs physiques de l'enfance (*infantilisme*), ou présentent, si ce sont des garçons, quelques traits de la gracilité de la femme (*féminisme*). Nous devons citer en outre les *dégénérés*, les *épileptiques*, et les gens dont les cheveux ont la couleur *roux vénitien* (Landouzy). Tous ces individus doivent être considérés comme des prédisposés à la phtisie dès leur naissance.

Mais les individus les plus vigoureux peuvent, à un moment donné, avoir une défaillance, leur organisme peut momentanément, par suite de certains états, soit physiologiques, soit pathologiques, ou par suite de conditions extérieures défectueuses, se trouver en état de déchéance.

C'est ainsi que la tuberculose est surtout commune chez les *adultes* et dans la *première enfance*. Le sexe n'influe pas, tant que la femme n'a pas d'enfants, mais la *maternité* et les conséquences qui s'ensuivent, telles que l'*allaitement*, en fatiguant la femme, la prédisposent à contracter la tuberculose.

Parmi les états pathologiques qui prédisposent à la phtisie, il faut citer en première ligne les maladies de l'appareil respiratoire, telles que la *bronchite* et surtout la *broncho-pneumonie*. Cette dernière affection, très souvent complication d'autres maladies, telles que la rougeole, la coqueluche ou la grippe, est particulièrement redoutable. Aussi doit-on, le plus possible, engager le public

à se méfier de ce qu'il appelle un *rhume né-
gligé :* un tel rhume, c'est souvent déjà la
tuberculose. Les *blessures* et *contusions* de la
paroi thoracique, en lésant le poumon sous-
jacent, peuvent aussi en faire un lieu de
moindre résistance pour le bacille. Nous
devons enfin citer la *pleurésie*, à laquelle
succède souvent la phtisie, si elle n'est pas
déjà par elle-même une manifestation tuberculeuse.

Nous verrons plus loin, en décrivant le
traitement de la phtisie, que le malade doit,
pour se guérir, se nourrir abondamment.
Toute affection des voies digestives qui entra-
vera cette bonne alimentation sera, par cela
même, une cause prédisposant à la phtisie.
Ces maladies peuvent encore agir autrement,
en créant des lésions par où s'introduiront
les bacilles, ou en changeant la composition
chimique de certains sucs, tels que le suc gastrique normalement acide, qui peuvent atténuer la virulence du bacille. Parmi ces maladies nous citerons : le *rétrécissement de
l'œsophage*, le *cancer de l'estomac*, l'*ulcère de*

l'estomac, la *dilatation* et *toutes les dyspepsies stomacales*, ainsi que la *diarrhée*, surtout chez les enfants.

D'une façon générale nous pourrions ajouter à cette liste toutes les maladies un peu longues d'un organe quelconque, qui, par l'affaiblissement où elles plongent le malade, en font un terrain propre à l'infection bacillaire. Les maladies infectieuses telles que la *variole*, la *rougeole*, la *coqueluche*, la *fièvre typhoïde*, en répandant déjà un poison dans l'organisme, peuvent ouvrir la porte à la tuberculose. Quant aux *maladies chroniques du système nerveux*, elles prédisposent peut-être simplement par l'immobilité dans des locaux fermés, mal aérés, à laquelle elles forcent le malade. Parmi les maladies générales, le *diabète* et le *cancer* tiennent la première place. Disons aussi qu'une maladie tuberculeuse d'un organe quelconque prédispose à la phtisie.

Il nous reste à étudier un certain nombre de causes prédisposantes tenant au milieu dans lequel vit l'individu. Ces causes sont d'autant plus importantes qu'on peut en partie les éviter, en tout cas beaucoup plus facilement qu'on ne le peut faire pour les maladies que nous venons d'énumérer. C'est ainsi que la *vie des villes* est particulièrement dangereuse : dangereuse par l'air vicié qu'on y respire, par le manque de lumière, aussi bien que par le *surmenage physique et intellectuel* auquel on est soumis. Tout excès se paie à un moment donné, excès en plaisir comme excès en travail, et la tuberculose est un des modes de paiement. Dans les villes, l'organisme s'affaiblit d'autant plus vite que la vie qu'on y mène est moins hygiénique. On y vit enfermé entre quatre murs, à journée entière, respirant un air vicié par des émanations de toutes sortes, séjournant souvent dans des pièces que le soleil ne visite jamais, que la lumière du jour parfois même n'éclaire pas. En plus du travail forcené de la journée, de la surexcitation causée par l'âpre lutte pour la vie, la ville présente encore des plaisirs qui achèvent de fatiguer l'individu ; elle offre aussi un poison particulier, *l'alcool*, dont l'influence est prépondérante dans l'éclosion de la phtisie.

« Ce qui s'observe dans les villes, nous dit le D' Marfan, se retrouve à un degré plus élevé encore dans les agglomérations, où l'encombrement est poussé au delà de toutes les limites raisonnables. Dans les *casernes*, dans les *prisons*, dans les *asiles d'aliénés*, dans les *bureaux*, dans les *ateliers*, dans les *couvents*, surtout les couvents cloîtrés, dans certains *orphelinats*, la phtisie est extrêmement commune et tout concourt à la produire: la promiscuité forcée des individus sains et des individus malades, la malpropreté, l'aération, l'insolation et l'alimentation insuffisantes, le surmenage. »

Un exemple cité par Laënnec montre bien l'influence néfaste qu'exercent toutes ces causes réunies sur la santé des individus qui y sont soumis. Cet auteur attribue, il est vrai, aux seules affections tristes ce que nous rapportons aux conditions générales de la vie cloîtrée; le fait que seules les personnes, comme la supérieure, la sœur tourière, qui pouvaient s'occuper au dehors ont été à l'abri de la phtisie donne raison à notre manière de voir. « J'ai eu pendant dix ans, dit-il, sous les yeux un exemple frappant de l'influence qu'ont les affections tristes sur la production de la phtisie pulmonaire. Il a existé, pendant cet espace de temps, à Paris, une communauté religieuse de femmes, de fondation nouvelle, et qui n'a jamais pu obtenir de l'autorité ecclésiastique qu'une tolérance provisoire, à cause de l'extrême rigueur de ses règles. Quoique leur régime alimentaire fût fort austère, il n'avait cependant rien qui fût au-dessus des forces de la nature ; mais l'esprit dans lequel on dirigeait ces religieuses produisait un effet aussi fâcheux que surprenant. Non seulement on fixait habituellement leur attention sur les vérités les plus terribles de la religion, mais on s'attachait à les éprouver par toutes sortes de contrariétés, afin de les faire parvenir dans le plus court espace de temps à un entier renoncement à leur propre volonté. L'effet de cette direction était le même chez toutes :

...[trois ou quatre mois] après, la phtisie était manifeste. Comme elles ne faisaient point de vœux, je les engageais, dès que les premiers symptômes de la maladie se manifestaient, à quitter la maison, et presque toutes celles qui ont suivi ce conseil ont guéri, quoique plusieurs d'entre elles présentassent déjà les symptômes de la phtisie, d'une manière très manifeste. Pendant les dix années que j'ai été le médecin de cette maison, je l'ai vue renouvelée deux ou trois fois par la perte successive de tous ses membres, à l'exception d'un bien petit nombre, composé principalement de la supérieure, de la tourière et des sœurs qui avaient soin du jardin, de la cuisine et de l'infirmerie; et il est à remarquer que ces personnes étaient celles qui avaient le plus de distractions habituelles dans la maison et qui en sortaient en outre assez fréquemment pour aller chercher ou porter de l'ouvrage dans la ville. »

Il ne nous reste plus qu'à parler des *professions* qui prédisposent à la phtisie. Disons d'abord, d'une façon générale, que les pro-

fessions où l'on meurt le moins par tuberculose sont celles qui s'exercent en plein air, et
que celles qui exposent le plus à la phtisie
sont celles où le travailleur doit vivre à
journée entière enfermé dans un local, avec
d'autres individus. Enfin, parmi toutes ces
professions, les plus néfastes sont celles qui
exposent à l'absorption de nombreuses poussières qui, par elles-mêmes, produisent des
lésions pulmonaires spéciales (marbriers,
tailleurs de pierre, couteliers, ouvriers en
drap, boulangers). Citons encore les impri-
meurs, typographes et lithographes, travail-
lant habituellement dans des locaux mal-
sains, parfois dans des caves, et souvent
la nuit. Toutes les statistiques sont unanimes,
au contraire, pour accorder la plus faible
mortalité par phtisie aux agriculteurs,
bergers, fermiers, pêcheurs, forestiers et
bateliers.

DEUXIÈME PARTIE

COMMENT ON ÉVITE LA PHTISIE.

A. — MESURES A PRENDRE CONTRE LA CONTAGION.

CHAPITRE PREMIER

CONTRE LA CONTAGION PAR L'AIR RESPIRE.

Défense sous peine d'amende de cracher par terre. — Qu'est-ce qu'un crachoir hygiénique? — Le crachoir doit être fixe et incassable. — Il ne doit pas être un instrument « autour duquel on crache ». — Importance du couvercle. — Tout crachoir doit être garni d'un peu d'eau. — Le crachoir portatif. — Le crachoir de poche. — Le modèle allemand. — Le modèle français. — Comment doit-on expectorer? — Désinfection du linge des phtisiques.

En parlant de la contagion de la phtisie par l'air respiré, nous sommes arrivés en fin de compte à voir que le danger résidait dans l'inhalation de poussières provenant surtout des produits de l'expectoration desséchée. Il en résulte que, pour rendre les crachats inoffensifs, pour empêcher qu'ils répandent autour d'eux les bacilles qu'ils contiennent, il suffit de les empêcher de se dessécher. Pour y arriver, nous n'avons qu'à les recevoir dans des crachoirs contenant une certaine quantité d'eau.

Cette question du crachoir est la plus importante dans la lutte contre la tuberculose; sa solution peut amener l'extinction de la tuberculose humaine. Tout au moins cette maladie en serait-elle réduite à la portion congrue; ses ravages diminueraient dans des proportions considérables et elle ne serait plus ce fléau dont l'humanité a tant à pâtir.

Il s'agit d'empêcher le public de cracher par terre, sur les parquets ou sur le sol. Ce sera long sans doute, mais avec de la patience on y peut arriver. Certaines administrations ont déjà fait des efforts dans ce but; la Compagnie des chemins de fer du Midi, celle des omnibus de Paris ont mis des placards interdisant de cracher sur les parquets. Ce n'est pas assez; ces affiches devraient se rencontrer au moins dans tous les locaux publics et il faudrait une sanction, une amende, aussi minime qu'on voudra, contre le contrevenant. Je ne crois pas cela beaucoup plus difficile à obtenir que l'interdiction de déposer des ordures contre certains murs. L'éducation des enfants pourrait aussi être d'une grande aide dans la lutte contre cette habitude déplorable. M. Nocard propose d'afficher dans les écoles une instruction ainsi conçue : « Il ne faut pas cracher par terre ; c'est sale et dangereux. » L'homme adulte conservant les habitudes qu'on lui a fait prendre dans son enfance, l'hygiène ne pourrait que gagner à cette proscription.

Si l'on interdit de cracher par terre, il est bien entendu qu'on s'engage du même coup à répandre à profusion les crachoirs dans les lieux publics, de façon que les tousseurs n'aient aucune excuse pour répandre sur le sol les produits de leur expectoration. Dans certains établissements publics, les crachoirs existent, me direz-vous, aussi nombreux qu'on le peut désirer. C'est vrai, mais il y a crachoir et crachoir. Or ceux qui existent en ce moment sont aussi peu hygiéniques que possible. Ce sont des vases bas et plats, remplis d'une sciure de bois qui semble avoir été mise là justement pour hâter la dessiccation et la pulvérisation des crachats. Après ce que nous avons dit, il est inutile d'insister plus longuement pour montrer combien ils sont dangereux.

Le crachoir que nous demandons doit être hygiénique et pour cela il lui faut remplir un certain nombre de conditions. Il doit être solidement fixé, incassable, situé à mi-hauteur du corps et avoir un couvercle. Il est bien entendu qu'il contient, quelle que soit sa forme, une certaine quantité d'eau. Le crachoir doit être solidement fixé pour qu'il ne puisse être renversé. Si cet accident arrive, en effet, le crachoir, en répandant au dehors son contenu, fera en une seconde plus de mal que s'il n'avait jamais existé. Pour la même raison il doit être incassable ; mais d'autres considérations rendent encore cette condition indispensable. Les crachoirs, comme nous le verrons plus loin, doivent être vidés, désinfectés et nettoyés tous les jours. S'ils sont en verre ou en porcelaine, un accident ne pourra jamais être évité malgré l'adresse du personnel et les précautions qu'il peut prendre. Or, ces accidents sont dangereux pour la personne qui nettoie le crachoir si elle vient à être blessée par un éclat de verre ou de porcelaine. Nous avons vu qu'il existe des exemples de tuberculose qui n'ont point d'autre origine que cette inoculation sous la peau de la matière virulente.

Le crachoir doit être situé à mi-hauteur du corps afin que le tousseur n'ait qu'à se pencher un peu pour diriger sûrement le produit de son expectoration dans le vase qui doit le recevoir. Il suffit d'avoir remarqué ce qui se passe ordinairement pour reconnaître la valeur de cette recommandation. Quand un crachoir est à terre, comme cela se pratique d'habitude, le sol, tout autour du crachoir, est souillé au moins autant que le vase lui-même. En élevant le crachoir jusqu'à mi-corps, on évite cet inconvénient.

Le crachoir doit avoir un couvercle. Cela

paraît peut-être moins utile au premier abord, mais il ne faut pas trop se fier à un examen superficiel. Le couvercle a d'abord pour lui des raisons de sentiment qui ne manquent point de force. Il empêche de voir le contenu du vase, d'un aspect peu agréable. Il est vrai qu'on s'y fait, puisque, dans bien des endroits où le crachoir règne en maître, les vases n'ont pas de couvercle. Je ne saurais dire pourtant que j'aie été charmé de manger, en Bavière, dans un restaurant où les crachoirs, répandus à profusion près de chaque table, montraient sans vergogne leur contenu au consommateur. Je dois dire qu'aucun des nombreux hôtes du restaurant n'y semblait faire attention. Les phtisiques, ou, d'une façon plus générale, les tousseurs abondaient dans cette station, ils expectoraient tous dans les récipients à leur portée sans que personne eût l'air étonné ou fît la grimace. Malgré tout, le couvercle me paraîtrait un perfectionnement utile à ce seul point de vue, si une autre considération ne le rendait pas nécessaire. Le couvercle interdit en effet l'accès du vase aux mouches qui peuvent être parfois un agent de dissémination des bacilles, comme l'ont montré les recherches de Spillmann et Haushalter. La cavité abdominale de ceux de ces insectes, qui ont absorbé des particules de crachats tuberculeux, contient des bacilles qui sont mis en liberté, soit par les excréments de la mouche, soit après sa mort par le desséchement et la pulvérisation de son corps.

Et maintenant, ce crachoir idéal, hygiénique, existe-t-il? Nous n'en connaissons pas de modèle en France. En Allemagne, le Dr Predöhl a fait fabriquer un crachoir qui, d'après la description qu'en donne son auteur, paraît répondre aux différents desiderata énumérés plus haut. Ce crachoir, en métal émaillé, a la forme d'une hotte et peut se fixer facilement contre un mur au moyen d'un clou à crochet. Le couvercle déborde les parois de la hotte de façon à pouvoir être facilement et rapidement soulevé par le malade. Aucune partie n'est saillante, tous les angles sont arrondis, ce qui rend le nettoyage très facile.

C'est un crachoir de ce genre qu'il faudrait voir répandre partout, dans les lieux publics ; en attendant qu'il existe, ne faut-il rien faire et sommes-nous désarmés? Non, cent fois non ; le mieux est toujours l'ennemi du bien et entrave trop souvent les bonnes volontés. Les crachoirs ordinaires, en fonte, peuvent être utilisés en remplaçant la sciure de bois par une légère couche d'eau. Ce sera déjà un grand progrès, puisque les crachats ne se dessécheront pas. Cette transformation aura toujours au moins le gros avantage de ne nécessiter aucuns frais. Si le crachoir ainsi modifié n'est pas parfait, il cesse au moins d'être dangereux.

Là où ces crachoirs n'existent pas, si l'on veut bien se soumettre à quelques frais dans l'intérêt de l'hygiène, on peut acheter des vases un peu profonds, à couvercle, en tôle émaillée. Ces vases seront placés et fixés sur des supports, à mi-corps ; un peu d'eau sera mis au fond et nous aurons là un crachoir très convenable. C'est la solution la plus simple et la plus pratique. Remarquons, une fois pour toutes, que la quantité d'eau dont est garni le crachoir peut et même doit être minime ; il suffit en effet que les produits de l'expectoration restent humides, point n'est besoin pour cela de les faire nager dans un plein vase d'eau. En outre, moins il y aura d'eau, moins celle-ci aura chance de déborder si le vase est heurté, et mieux on évitera ainsi la dissémination des bacilles. Nous parlons toujours d'eau et non de liquide antiseptique, parce que le liquide n'a pas besoin d'être antiseptique. Il suffit que le crachat reste humide pour être inoffensif, il est donc inutile d'essayer de détruire les bacilles dont la plupart résisteraient d'ailleurs et dont la destruction sera bien mieux assurée plus tard, au moment du nettoyage des récipients.

Nous n'avons parlé jusqu'ici que des crachoirs fixes, la question n'intéresse à la vérité qu'indirectement les simples particuliers. Il est rare que chez eux l'on crache par terre ; ce triste privilège est réservé au sol des locaux

publics et ce serait à l'État ou aux administrations intéressées à prendre les précautions
que nous venons d'indiquer. Pour les particuliers le crachoir le plus souvent employé
est un crachoir portatif en porcelaine, muni
d'un couvercle, en porcelaine également, en
forme d'entonnoir et percé d'un trou au centre. Il n'y a pas grand'chose à dire contre
ce crachoir, à la condition de mettre un peu
d'eau au fond. Le couvercle seul me paraît
dangereux, il est toujours souillé par les
produits de l'expectoration qui s'y dessèchent
et j'ai vu souvent les mouches s'y poser avec
prédilection. Le mieux est donc de remplacer
le couvercle par une simple feuille de papier
ou de carton posée à plat et brûlée chaque
jour. Si l'on n'a point de crachoir, une tasse
à déjeuner en tiendra lieu, la soucoupe
posée sur l'ouverture formera le couvercle.

Voilà donc le tousseur impardonnable s'il
projette son expectoration sur le sol, là où il
y a des crachoirs, mais ceux-ci n'existent pas
partout. Quand le malade se promène devra-
t-il cracher sur le sol en laissant au soleil le

soin de réduire à néant les bacilles de son expectoration? Non point. Crachera-t-il dans son mouchoir? Non plus. Alors? Alors, il se servira d'un *crachoir de poche* dans lequel il déposera son expectoration. N'allez point me dire qu'il est écœurant de porter des crachats en bouteille dans sa poche. Je trouve beaucoup plus sale de les porter dans un mouchoir, rapidement transpercé par l'humidité du crachat, qui salit votre poche et vos mains. Il n'y a qu'à réfléchir un peu pour surmonter la répugnance du début. De plus, cette fois-ci, les crachoirs de poche existent; il en existe, à ma connaissance, au moins deux modèles, tous les deux pratiques, peu encombrants, ne tenant pas dans la poche plus de place qu'un paquet de tabac et d'une utilité beaucoup plus grande.

Le premier de ces crachoirs est d'origine allemande et son modèle est dû au Dr Dettweiler, l'ancien directeur du sanatorium de Falkenstein; il est construit sur le principe des encriers inversables. C'est un petit flacon en verre bleu, aplati, contenant environ

80 centimètres cubes, et muni de deux ouvertures. La supérieure, large, qui doit recevoir
le crachat est en-
tourée d'une pièce
métallique portant
un couvercle à res-
sort, fermant her-
métiquement grâ-
ce à un anneau
de caoutchouc.
Cette pièce métal-
lique se continue
à l'intérieur du
flacon par un con-
duit conique, des-
cendant jusqu'à
mi-hauteur. De
cette façon, comme
dans les encriers
inversables, le con-
tenu ne peut, lors-
qu'on retourne le

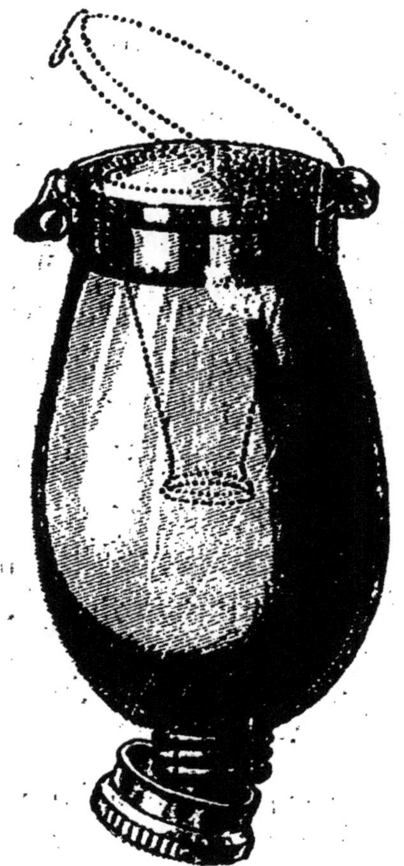

Fig. 1.— Le crachoir de poche.
(Modèle du Dr Dettweiler.)

flacon, s'écouler au dehors ou venir souiller
le couvercle. L'ouverture inférieure, plus

petite, sert au nettoyage et est fermée par un bouchon métallique à vis.

L'autre modèle, français, a été imaginé par un médecin, qui depuis de longues années lutte contre la tuberculose, et qui n'a jamais cessé de combattre pour répandre les saines doctrines concernant l'hygiène des phtisiques, nous voulons parler du Dr L.-Henri Petit. Ce crachoir, construit par Haran, a été ainsi décrit à l'Académie de médecine :

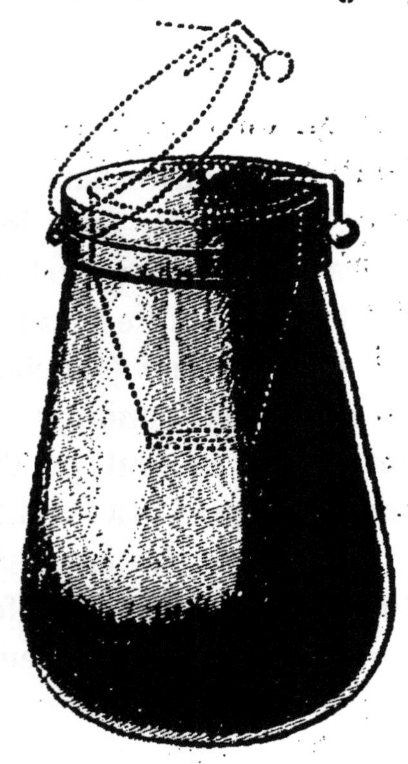

Fig. 2. — Le crachoir de poche.
(Modèle du Dr L.-H. Petit.)

« Ce crachoir est en maillechort nickelé; il a la forme d'un cylindre aplati de 9 centimètres de long, de 4 centimètres de diamètre;

6.

il est composé d'un récipient proprement dit et d'un entonnoir destiné à retenir son contenu comme dans le système de l'encrier inversable. Cet entonnoir entre à frottement et s'enlève facilement avec les ongles. Le fermoir du couvercle est constitué par un bouton, qui entre dans une encoche et qu'il suffit de soulever avec le pouce pour ouvrir le crachoir. Le couvercle est garni intérieurement d'une feuille d'amiante qui rend l'appareil parfaitement étanche. Pour le nettoyer, on enlève l'entonnoir, on vide le récipient et on plonge le tout pendant au moins cinq minutes dans l'eau bouillante alcalinisée. »

Voilà donc les crachats recueillis, et recueillis d'une façon inoffensive, il faut maintenant les détruire. Rien n'est plus simple. Il suffit de vider le contenu des crachoirs dans les latrines où les microbes de la putréfaction auront tôt fait de détruire le bacille de Koch. Il est un moyen encore meilleur et facile à employer chez les particuliers où la masse de crachats à détruire chaque jour ne saurait être considérable : c'est de vider le contenu du crachoir dans le feu, qui détruit les microbes d'une façon sûre. Quant au vase, on le met à bouillir pendant au moins cinq minutes dans de l'eau additionnée de 10 p. 100 de carbonate de potasse. Après ce traitement les crachoirs ne retiennent plus aucun microbe, ils sont stérilisés et on peut les nettoyer.

Je n'ai point parlé encore d'une sorte de crachoir, absolument bon, mais dont je ne connais pas de modèles, bien qu'on l'ait recommandé à plusieurs reprises et qu'il soit en usage en Amérique, paraît-il. C'est un crachoir en carton changé chaque jour; dans ce cas la stérilisation du vase et des crachats est facile, puisque contenant et contenu peuvent être jetés au feu. Il serait à désirer qu'en France nous ayons quelques-uns de ces crachoirs faciles à imaginer et à exécuter par une fabrique de cartonnages estampés. Ce serait un vase analogue à ceux dans lesquels les pâtissiers renferment parfois leurs produits.

Et maintenant, notre chasse aux crachats

est-elle terminée, les avons-nous tous atteints et avec eux tous les bacilles qu'ils contiennent ? Non, notre chasse n'est pas finie, mais le plus gros effort est fait, le reste n'est rien.

Puisque le crachat est dangereux, puisque c'est lui qui contient les bacilles, il est facile de prévoir que tout ce qu'il touche est souillé. Il s'ensuit que la bouche et la salive du tuberculeux sont dangereuses, qu'elles doivent receler des bacilles. De même, les lèvres, les moustaches, la barbe ne sont point sans recevoir et garder quelques éclaboussures. Aussi est-il sage que le tuberculeux se lave souvent la bouche avec un antiseptique, tel qu'une solution d'acide phénique à 1 p. 100 ou de résorcine à 2 p. 100. Il nettoiera avec la même solution ses lèvres, ses moustaches et sa barbe, s'il ne consent point, ce qui vaudrait mieux, à se priver de ces ornements : la moustache en tout cas devra être coupée au ras de la lèvre supérieure.

Il devra aussi apprendre à cracher d'une façon propre, de manière à éviter, autant que possible, justement ces éclaboussures qui souillent le pourtour de la bouche. Il faut que le produit de l'expectoration rassemblé dans sa bouche soit déposé par lui et non projeté dans le crachoir (Sabourin).

Malgré toutes nos objurgations et même malgré le bon vouloir du malade, nous ne pourrons guère empêcher que le tuberculeux n'essuie ses lèvres avec une serviette ou avec son mouchoir. On ne peut même empêcher que ce dernier ne reçoive par inadvertance un crachat lorsque le malade, pris au dépourvu par un effort de toux soudain, n'a que le temps de porter ce linge à sa bouche. Que faire pour empêcher que ces serviettes et ces mouchoirs ne deviennent une source de contagion, pour les blanchisseuses principalement? Le mieux est de les plonger dans l'eau aussitôt qu'ils ont servi, pour s'opposer au desséchement des particules tuberculeuses qui peuvent y adhérer; puis de les faire bouillir dans une eau additionnée de carbonate de soude avant de les donner au blanchissage.

Les crachats ne souillent pas seulement la

bouche du tousseur, ils souillent aussi son tube digestif. Nombre de gens ont la mauvaise habitude d'avaler leurs crachats, comme le font les enfants et les vieillards qui n'ont pas la force nécessaire pour leur expulsion. Cette pratique est éminemment dangereuse et pour le malade et pour son entourage. Prendre son estomac pour crachoir c'est s'exposer à voir le bacille tuberculeux, localisé jusque-là dans le poumon, se fixer dans l'intestin et y causer des ravages qui entraîneront rapidement la mort. Les bacilles avalés se retrouveront dans les selles et si le malade a de la diarrhée pourront souiller ses draps et ses chemises. D'où desséchement et danger de contagion. Il en résulte donc qu'il va falloir prendre vis-à-vis des draps et des chemises les précautions que nous venons d'indiquer pour les serviettes et les mouchoirs, d'autant plus que le drap peut fort bien avoir été souillé aussi par quelques particules de crachats au moment d'un accès de toux.

Nous en avons maintenant fini, notre chasse aux crachats est terminée. Il ne nous

reste qu'à dire quelques mots au sujet du pus
des lésions tuberculeuses. Les plaies doivent
être pansées de façon que le pus ne trans-
perce pas le pansement. Quand on nettoiera
la plaie, on aura soin de brûler les matériaux
de pansement et de faire bouillir les vases
qui auront été souillés par le pus.

Pour nous résumer, nous répéterons encore
une fois que la contagion de la tuberculose
chez les adultes sera réduite à presque rien le
jour où le crachoir hygiénique sera univer-
sellement adopté. L'usage du crachoir ne
devra pas être réservé aux seuls tuberculeux,
mais d'une façon générale étendu à tous les
tousseurs. Tous les crachats sont en effet dangereux, qu'ils proviennent d'un pneumonique,
d'un bronchitique ou d'un grippé. Il est
probable que, pour toutes les maladies où il
y a expectoration, le mécanisme de la contagion ne diffère point de celui que nous avons
étudié pour la phtisie : dessiccation, puis pulvérisation des crachats. Dans ces conditions
nous croyons devoir résumer notre pensée en
disant que : *Un tousseur ne doit expectorer*

que dans un crachoir. Cette formule aura encore l'avantage de nous faire éviter le bacille de Koch des malades que le médecin n'aura pas encore reconnus comme phtisiques, et que nous croyons pouvoir fréquenter sans danger.

CHAPITRE II

CONTRE LA CONTAGION PAR L'ALIMENTATION ET PAR L'INOCULATION.

Précautions à prendre contre la viande tuberculeuse. — Le lait ne doit être consommé cru que rarement. — Destruction du bacille tuberculeux par la chaleur. — Les laits stérilisés. — La stérilisation du lait chez soi. — Manuel opératoire. — Importance du bouchage. — Les divers obturateurs. — Fabrication du beurre et du fromage après pasteurisation du lait. — Stérilisation des crachoirs et du linge des phtisiques.

Il est assez facile aux simples particuliers de se défendre contre les dangers de contagion par l'alimentation. Nous avons vu qu'ils n'avaient point à se préoccuper de la viande; c'est l'État ou les municipalités qui se chargent de les protéger contre toute chance d'infection par ce procédé. Disons seulement qu'il vaut mieux renoncer à l'usage des viandes crues ou saignantes, lorsqu'on peut avoir quelque doute sur l'origine, et qu'une bonne cuisson met à l'abri de tout risque. Quant aux dangers que nous avons signalés venant de l'usage de mets touchés par les tuberculeux, il suffit de les avoir énoncés pour qu'ils n'existent plus ; la suppression est, dans ce cas, la meilleure règle hygiénique.

En fin de compte, il ne nous reste qu'à indiquer les précautions à prendre pour empêcher le lait d'être dangereux. Nous avons vu, d'ailleurs, que ce danger était moins grand aujourd'hui qu'autrefois.

S'il ne s'agissait que du lait servant à l'alimentation des adultes, nos recommandations seraient courtes. Pour que le lait soit inoffensif, il suffit de le faire bouillir. Mais comme ce sont les enfants surtout qui sont exposés au danger, que, chez eux, le mauvais fonctionnement des voies digestives peut créer un point d'appel pour les lésions tuberculeuses, nous entrerons dans plus de détails, et nous nous occuperons de la stérilisation du lait, telle qu'on la peut pratiquer dans tous les ménages, même les moins fortunés.

Il va sans dire que, si on pouvait être sûr

de la provenance du lait, rien ne s'opposerait à ce qu'il fût absorbé cru. Certains malades y trouveraient avantage, quand ils ne peuvent pas supporter l'odeur du lait cuit. Malheureusement, il est bien difficile d'être exactement renseigné sur l'état de santé des vaches qui ont fourni le breuvage. Cela ne peut se faire que dans certains établissements, comme les sanatoria, où la vacherie, appartenant à l'établissement, est entretenue dans un état de propreté parfaite, et où les vaches sont examinées à intervalles réguliers et rapprochés par un vétérinaire, qui peut déceler la tuberculose, aussitôt qu'elle apparaît chez un des animaux.

Dans ces conditions, mais dans ces conditions seulement, l'usage du lait cru peut être autorisé. Dans tout autre cas, à moins que la vacherie ne soit visitée, comme cela se pratique à Copenhague, tous les quinze jours par un vétérinaire, il ne faut boire que du lait bouilli. Ce lait bouilli, malgré ce qu'on en dit dans le public, est aussi facile à digérer que le lait cru. D'ailleurs, lorsqu'il s'agit des adultes, on peut éviter le goût particulier du lait bouilli, en le chauffant seulement à une température déterminée, pendant un temps plus ou moins long. Le tableau ci-dessous indique au bout de combien de temps le bacille tuberculeux est détruit à diverses températures :

À 55° le bacille tuberculeux est tué au bout de 4 heures.
    60°   —   —   1 heure.
    65°   —   —   1/4 heure.
    70°   —   —   10 minutes.
    80°   —   —   5   »
    90°   —   —   2   »
    95°   —   —   1   »

Au point de vue pratique, retenons seulement qu'un lait chauffé à 70° pendant 10 minutes ne contient plus de bacilles tuberculeux vivants. Ce lait, qui n'a point le goût particulier du lait ayant longtemps bouilli, peut être accepté par les malades et consommé sans danger par les adultes.

Si nous passons aux enfants, nous ne pouvons que conseiller soit l'achat des laits stérilisés du commerce, soit la stérilisation à domicile, au moyen d'un appareil spécial que nous décrirons. Cet appareil a pour but de soumettre le lait à une ébullition prolongée au bain-marie, destinée à détruire non seulement le bacille tuberculeux, mais aussi tous les autres microbes qui se trouvent dans le lait. Cette ébullition, cette stérilisation, pour être efficace, doit s'effectuer sur un lait fraîchement trait; condition possible à remplir à la campagne, et qui ne l'est plus à la ville. Mais le lait qui doit voyager est ordinairement pasteurisé, c'est-à-dire porté à une température inférieure à l'ébullition, puis brusquement refroidi; il peut donc attendre. Ajoutons aussi qu'il ne faut faire bouillir chaque jour que la quantité strictement nécessaire à la consommation de vingt-quatre heures.

Nous ne décrirons l'appareil à stériliser le lait que d'une façon générale ; les divers stérilisateurs, proposés par les fabricants, ne diffèrent guère entre eux, l'imagination des inventeurs ne s'est exercée que sur le bouchon des bouteilles qui doivent contenir le lait. Nous en reparlerons en temps et lieu.

L'appareil se compose d'une marmite à couvercle, dans laquelle on mettra l'eau destinée à constituer un bain-marie. Dans cette

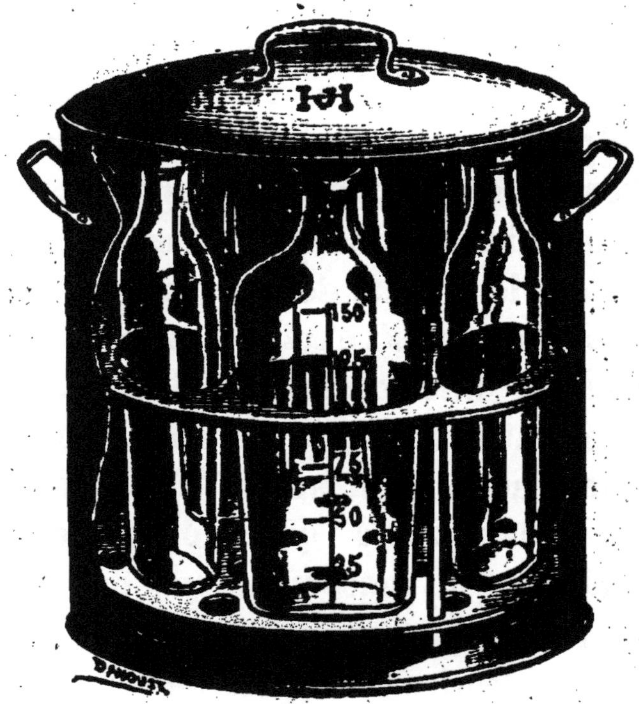

Fig. 3. — Stérilisation du lait.

(Disposition du porte-bouteilles dans la marmite.)

marmite peut être introduit un porte-bouteilles, capable de contenir de cinq à dix flacons. La gravure ci-jointe me dispense de toute description. Voyons maintenant comment on se sert de l'appareil.

Il est bien entendu que nous ne nous occupons ici que de nourrissons; des bouteilles de la contenance de 150 grammes environ nous suffiront donc, puisque, jusqu'à neuf mois, l'enfant n'absorbe à chaque tétée qu'une quantité de lait variant de 80 grammes (1er mois) à 160 grammes (au-dessus de six mois). Dans chaque flacon nous versons la quantité de lait nécessaire pour une tétée, ce qui est facile, les bouteilles de ces appareils étant graduées. Nous plaçons le porte-bouteilles chargé dans la marmite, puis nous y versons la quantité d'eau nécessaire pour que son niveau vienne affleurer le niveau du lait dans les bouteilles. Nous fermons le couvercle, puis mettons le tout sur le feu; nous aurons soin de l'y laisser séjourner encore quarante minutes après le moment où l'eau est entrée en ébullition. Il ne reste plus qu'à retirer le porte-bouteilles et à laisser refroidir dans un endroit frais.

Nous n'avons pas encore parlé du bouchage;

c'est cependant une partie importante et l'obturateur a bien varié depuis l'apparition de l'invention. Dans l'appareil primitif de Soxhlet, l'obturation s'obtient au moyen d'un simple disque de caoutchouc posé à plat sur l'orifice du flacon. Un chapeau métallique empêche ce disque en caoutchouc d'être projeté pendant la durée de l'ébullition. Gentile a empêché cette pro-

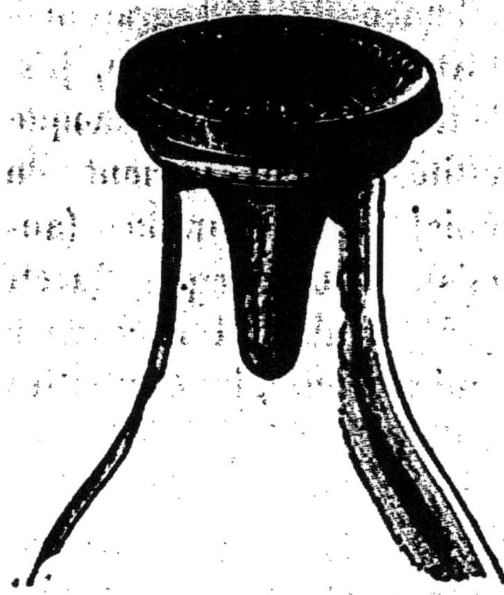

Fig. 4. — Stérilisation du lait.
(L'obturateur Gentile.)

jection en adaptant à la surface inférieure du disque une tige de caoutchouc conique pénétrant dans l'intérieur du goulot de la bouteille et assez longue pour empêcher l'obturateur de tomber, s'il était soulevé par la dilatation des gaz ou la poussée du liquide. Budin a inventé un capuchon de caoutchouc muni de deux trous latéraux ; les gaz, dilatés par la chaleur, s'échappent par ces trous pendant la cuisson. Quand on retire les bouteilles, on en-fonce le capuchon de façon que les trous latéraux correspon-dent aux parois du goulot de la bouteille ; le bouchage se trouve ainsi hermétique. En-fin, Haran a fabriqué un obturateur parti-culier : la rondelle de caoutchouc qui cons-

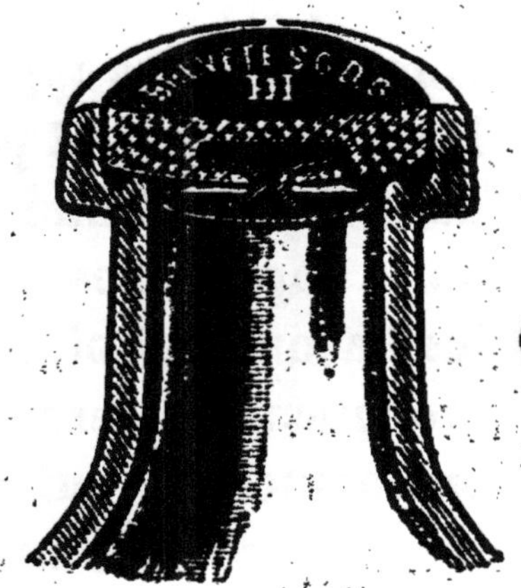

Fig. 5. — Stérilisation du lait.

(Coupe de l'obturateur Haran.)

titue l'organe principal d'occlusion est munie d'un isolateur qui empêche le lait d'être en contact avec le caoutchouc et d'y prendre mauvais goût. Le goulot de la bouteille, à sa partie supérieure et interne, porte alors une rainure en creux dans laquelle se loge l'obturateur, empêché ainsi de se déplacer latéralement pendant l'ébullition.

7.

Voyons maintenant ce qui se passe quand la marmite est sur le feu. Le lait se met à bouillir, l'air est chassé hors des flacons en soulevant le disque de caoutchouc, quand celui-ci est simplement placé sur l'ouverture comme dans les appareils Soxhlet, Gentile et Haran, en passant par les trous du capuchon dans l'appareil Budin. L'air est remplacé par de la vapeur d'eau qui se condensera quand les flacons refroidiront. Ceux-ci étant hermétiquement fermés par les obturateurs en caoutchouc qui reposent sur leur orifice, il va se produire un vide qui se manifestera à l'extérieur par un enfoncement de l'obturateur en caoutchouc dont la surface supérieure sera concave. C'est cette concavité qui nous garantit la bonne stérilisation du lait. Toute bouteille dont l'obturateur serait resté plat doit être rejetée de l'alimentation de l'enfant. Au moment de la tétée, on fait tiédir le lait, on enlève l'obturateur, on le remplace par une tétine. Le lait qui resterait dans la bouteille après la tétée sera jeté. Les bouteilles, les obturateurs, les tétines, seront ensuite nettoyés, les obturateurs et la tétine gardés dans l'eau boriquée.

Telle est l'opération qu'on doit faire subir à tout lait destiné à l'alimentation des enfants.

On évitera ainsi, non seulement la tuberculose, mais les diarrhées de toutes sortes qui peuvent être dues aux autres microbes du lait. Ajoutons que cette stérilisation peut être réalisée partout, même dans des conditions modestes;

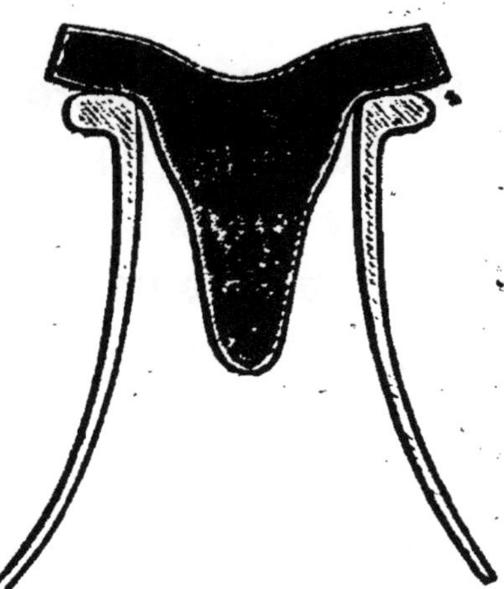

Fig. 6. — Stérilisation du lait.

(Coupe de l'obturateur Gentile après la stérilisation.)

car, à la rigueur, on pourra se dispenser d'acheter la bassine et le porte-bouteilles; une marmite assez grande suffira pour faire stériliser le lait, à la condition qu'elle contienne toutes les bouteilles; la dépense se bornera à l'achat des bouteilles et des obturateurs, ce qui est peu de chose.

Nous avons vu que le danger dû au bourre ou au fromage était minime. Le simple particulier n'a point à s'en préoccuper. Mais si on voulait s'en donner la peine, il serait facile d'éviter complètement ce danger; il suffirait de faire accepter aux fabricants de bourre et de fromage, les conseils de Straus : « La bonne fabrication du fromago et du bourre ne comporte pas une ébullition préalable du lait; mais les expériences de Bang (Danemark) ont montré qu'une température de 85°, prolongée pendant cinq minutes, suffit pour tuer tous les bacilles de la tuberculose contenus dans le lait; en chauffant le lait à 70° pendant cinq minutes, les bacilles ne sont pas tués et leur inoculation dans le péritoine de cochons d'Inde provoque encore la tuberculose; mais ils sont suffisamment affaiblis pour qu'ils soient devenus incapables de rendre tuberculeux les animaux qui ingèrent de grandes quantités de lait ainsi chauffé; le même résultat est obtenu, dans la plupart des cas, quand le lait a été porté à environ 65° pendant quinze à vingt minutes.

Cette pasteurisation du lait et de la crème est pratiquée d'une façon courante en Danemark et une pareille pratique gagnerait certainement à être généralisée. »

Voilà tout ce que nous avons à conseiller à nos lecteurs pour leur permettre d'éviter la contagion de la tuberculose par les aliments. Tout se réduit en dernière analyse à leur recommander de ne boire sous aucun prétexte de lait cru, quand ils n'en connaissent pas l'origine. Le lait cru ne peut être toléré que si les vaches qui le fournissent sont sous la surveillance régulière d'un vétérinaire.

Nous ne dirons que peu de choses des mesures à prendre contre la contagion par inoculation. Nous avons énuméré les différents moyens qu'emploie le bacille pour pénétrer dans le tissu sous-cutané ou sous-muqueux. C'est au phtisique que revient le soin d'éviter ce mode d'infection à son entourage. Le nettoyage des crachoirs, à ce point de vue particulier, est l'opération la plus dangereuse. On ne saurait trop recommander aux personnes chargées de ce soin de faire bouillir

contenant et contenu dans une eau additionnée
de carbonate de potasse. Si elles se blessent,
ou si elles ont des excoriations aux mains, les
bacilles, ayant perdu leur virulence, ne pourront plus les infecter. Pour éviter les accidents provenant du bris des crachoirs, il
suffit d'employer des vases métalliques, moins
fragiles et plus faciles à manier et à nettoyer
que les autres.

Nous avons dit aussi qu'une servante vit
se développer des lésions tuberculeuses sur la
main qui lui servait à frotter des mouchoirs
souillés, pendant leur lavage. Cette considération nous fait encore insister sur l'importance de la désinfection du linge des phtisiques
avant son lanchissage. Cette désinfection
sera pratiquée soit par l'étuve, le meilleur
mode de désinfection, soit en faisant bouillir
le linge dans une eau contenant du carbonate
de potasse.

B. — MESURES A PRENDRE CONTRE LA PRÉDISPOSITION.

CHAPITRE III

MOYENS D'ÉVITER LA PRÉDISPOSITION ET, EN PARTICULIER, ÉDUCATION DES ENFANTS DE PARENTS PHTISIQUES.

Dangers du surmenage. — La phtisie dans l'armée. — Éducation des enfants de phtisiques. — L'allaitement est interdit aux mères phtisiques. — L'enfant doit être élevé à la campagne. — Éducation physique très développée. — Éducation intellectuelle retardée. — Séjour au grand air, à la campagne, au bord de la mer, dans la montagne. — Choix d'une carrière.

Il nous reste maintenant à parler des moyens d'éviter les causes qui prédisposent à la phtisie. Pour un certain nombre d'entre elles, cela n'est pas très facile; on ne peut souvent éviter une maladie, telle que la rougeole ou la coqueluche, et ces affections sont parfois suivies de l'éclosion de la phtisie. Dans tous ces cas et d'une façon générale, quand il s'agit des maladies, c'est le médecin traitant qui devra éviter la tuberculose. C'est à lui qu'incombe le devoir de fortifier, pendant la convalescence, l'organisme assez pour qu'il n'ait plus rien à souffrir.

Mais il est des causes prédisposantes dont nous pouvons plus facilement nous garantir. On peut éviter la vie urbaine, habiter à la campagne ou tout au moins dans les faubourgs des grandes villes, quitter les pièces fermées, et vivre au grand air le plus possible. Tous ces conseils sont parfois assez difficiles à suivre, mais il faut en tenir compte. Il faut aussi éviter tout excès de travail ou de plaisir, tout surmenage physique ou intellectuel. Cette dernière cause est très importante à considérer et on ne saurait trop s'y appesantir parce que, la plupart du temps, elle peut être évitée... Les effets du surmenage physique se font sentir dans l'armée où, dès la première année, on élimine six hommes sur mille présents pour tuberculose. Il s'agit, pour la plupart, de jeunes gens certainement prédisposés, chez lesquels le surmenage auquel ils sont astreints fait éclater rapidement la tuberculose. Le surmenage intellectuel ne fait sans doute pas moins de victimes, bien que nous ne puissions pas fournir de statistiques comme pour l'armée, les éléments étant trop difficiles à réunir. Mais il suffit de considérer ce qui se passe dans la jeunesse studieuse, préparant des concours, pour s'apercevoir que beaucoup de candidats sont arrêtés par la phtisie avant d'avoir pu toucher le but.

Il est une autre classe de prédisposés encore plus intéressante, parce que, si l'on ne peut éviter qu'ils soient prédisposés, on peut éviter tout au moins qu'ils deviennent phtisiques, ce qui est l'essentiel. Je veux parler de ce qu'on appelle, en langage médical, les hérédi- taires, c'est-à-dire ceux qui naissent de parents phtisiques. Ces sortes de prédisposés, nous les connaissons dès le jour de leur naissance et nous serions coupables si, dès ce moment, nous ne faisions pas tous nos efforts pour combattre la tendance qu'ils ont à contracter la phtisie. C'est donc la manière particulière d'élever les enfants issus de phtisiques que nous allons exposer maintenant.

L'enfant ne devra, à aucun prix, être allaité par sa mère, si celle-ci est phtisique ; c'est une précaution aussi nécessaire pour la santé de la mère que pour celle de l'enfant. De plus, il faudra faire tous ses efforts pour déterminer les parents à se séparer de leur bébé. C'est qu'en effet, s'il est des gens qui pensent que la phtisie est héréditaire, d'autres prétendent que les enfants de phtisiques ne deviennent eux-mêmes tuberculeux que parce qu'ils sont contagionnés par leurs parents pendant leur enfance. Dans les deux hypothèses, il est bon d'éloigner l'enfant, car on ne peut jamais affirmer que la contagion n'est pas possible. Les rapports de parents à enfant sont trop intimes pour qu'on puisse être sûr de prendre assez de précautions en vue d'éviter l'infection. Les baisers, le partage du lit, les jeux de l'enfant, la manie des bébés de tout porter à leur bouche, font que les causes de contagion sont multiples et répétées. Il faut donc conseiller l'envoi du nourrisson à la campagne. Le choix de la nourrice sera de la plus haute importance ; l'examen médical doit être sévère et, au point de vue de la tuberculose en particulier, se faire avec le plus grand soin. Si l'on ne peut trouver une bonne nourrice, l'enfant pourra être parfaitement élevé avec du lait de vache stérilisé. Les mesures d'hygiène générale, touchant la propreté de l'enfant, devront être exactement suivies.

Dès l'âge de deux ans, il sera bon de commencer à endurcir l'enfant contre les intempéries. On activera les fonctions de la peau en le frictionnant le matin au lever avec de l'eau alcoolisée ou aromatisée d'alcool contenant des essences. Ces dernières pénètrent l'épiderme et influent les nerfs cutanés. On donnera ensuite des affusions froides, à l'aide d'une grosse éponge exprimée sur le corps ou d'un broc d'eau. Ces affusions seront suivies d'une friction rapide faite avec un linge à gros grains. Cette hydrothérapie matutinale sera d'un grand secours et évitera bien des rhumes à l'enfant.

Dans la journée, l'enfant sera dehors le plus possible. Tant qu'il ne marche pas, on le sortira bien couvert dans une voiture, et même quand il saura marcher on ne comptera pas trop sur l'exercice qu'il peut prendre, et les promenades en voiture seront continuées.

On retardera, autant que possible, l'âge d'envoyer l'enfant à l'école. L'école est pour lui funeste, et par la fatigue nouvelle qu'elle lui cause, fatigue qui peut être préjudiciable à sa santé, et aussi parce que, malgré tous les efforts, les écoles ne sont pas encore parfaites au point de vue hygiénique. L'enfant peut y prendre des maladies contagieuses et même y trouver les bacilles tuberculeux, dont il faut le garantir, étant connue sa prédisposition. Le mieux serait de lui donner des leçons particulières, au début; le travail sera moins chargé, l'enfant apprenant beaucoup plus vite et mieux qu'avec l'enseignement général. Il faudra, autant que possible, laisser l'enfant au grand air, en dehors des heures consacrées à l'étude. Pendant la belle saison, on devra l'encourager à apprendre ses leçons et à faire ses devoirs dans un jardin, à l'ombre d'un arbre ou d'un grand parasol comme ceux qui sont en usage au bord de la mer. Il y aurait tout bénéfice si le maître consentait à faire travailler son élève dans le jardin également. Quand l'enfant devra rester dans les appartements, on aura soin de tenir les fenêtres ouvertes pendant la belle saison, et, pendant l'hiver, d'aérer abondamment, pendant son absence, les pièces où il se tient d'habitude. Il faut que l'air et la lumière pénétrent à flots dans toutes les pièces qu'il habite.

Le temps des vacances se passera toujours au moins à la campagne. C'est d'ailleurs là qu'il vaudrait mieux que l'enfant vécût pendant toute l'année, de façon à en faire un petit paysan, suivant l'expression de Peter. Si on le peut, le séjour au bord de la mer est très recommandable, à la condition toutefois que l'enfant ne présente aucune affection des voies respiratoires. Dans ce cas, la surveillance demande trop d'attention pour qu'on puisse la confier aux parents ; un médecin seul pourrait entreprendre la cure dans ces conditions. Les bains de mer seront donnés d'une façon très prudente. Il faudra souvent les faire prendre chauds. L'immersion sera en tout cas très courte, sorte de bain à la lame, qui activera les fonctions de la peau, autant par son action mécanique que par l'action propre de l'eau de mer. Le bain sera suivi d'une vigoureuse friction sur tout le corps et d'une promenade.

On a beaucoup recommandé, et avec juste raison, le séjour dans la montagne pendant les vacances. Ce séjour présente de nombreux avantages, mais il offre, pour un grand nombre de nos compatriotes, le sérieux inconvénient d'être très dispendieux, et par la longueur du voyage, et par les frais mêmes de séjour.

Brehmer avait attiré l'attention sur ce fait que les phtisiques avaient souvent été de petits mangeurs dans leur enfance. On fera donc en sorte que l'enfant, en grandissant, devienne un fort mangeur. C'est un conseil bon à suivre, car une bonne alimentation fait un corps robuste et donne une santé solide. Or, plus l'organisme sera résistant, mieux on lui évitera de devenir la proie du bacille tuberculeux.

Il ne faut pas oublier non plus que les cellules de l'organisme ont besoin d'une certaine activité pour fonctionner normalement. On ne devra donc pas négliger de faire pratiquer à l'enfant des exercices du corps, mais bien gradués, de façon à ne jamais le fatiguer ni le surmener. Les principes de la gymnastique suédoise, qui se pratique presque sans appareils spéciaux, me semblent ce qu'il y a de mieux à suivre. Ces exercices développent normalement le corps dans toutes ses parties, sans qu'un groupe musculaire soit favorisé aux dépens d'un autre.

Plus tard, lorsque l'enfant devient un adolescent, puis un adulte, il ne saurait être mauvais de l'éclairer sur sa destinée particulière. Il n'y faut pas voir une cruauté, puisque averti, l'adulte pourra justement éviter toutes les causes qui sont capables de le faire succomber. Lui ouvrir les yeux, c'est lui rendre probablement grand service et l'empêcher de commettre les excès de tout genre auxquels le pousserait son entourage. C'est aussi à ce moment qu'interviendra la question si importante du choix d'une carrière. Il nous est impossible de donner des conseils à ce propos. Que nos lecteurs se reportent à ce que nous avons dit au sujet des professions qui prédisposent à la phtisie. Ils y verront que les professions les moins dangereuses sont celles qui s'exercent à la campagne, et qu'il vaut mieux être cultivateur que bureaucrate. A bon entendeur, salut !

Quelle que soit la profession embrassée, l'homme dont nous nous occupons ne devra jamais oublier que la moindre cause peut le livrer à la phtisie. Il y devra penser toute sa vie , pour ainsi dire, et il ne pourra jamais se départir des règles d'hygiène qui assurent une existence calme et régulière.

Peter a résumé, avec le talent qui lui était habituel, les règles que nous venons de développer : « Faire de l'enfant un petit paysan, changer la vie urbaine pour la vie agreste, la vie dans les chambres par la vie dans les champs, la privation de soleil par l'exposition au soleil, la crainte du froid par sa recherche, les bains chauds par les bains de rivière, le repos par l'activité, les exercices intellectuels par les musculaires, en un mot, vivre de la vie naturelle : là est en réalité la vraie prophylaxie. »

TROISIÈME PARTIE

COMMENT ON GUÉRIT LA PHTISIE.

CHAPITRE PREMIER

BASES DU TRAITEMENT.

Justification de la méthode hygiénique. — Idées théoriques de Brehmer. — Climats jouissant de l'immunité phtisique. — Il faut relever les forces du cœur. — Idées théoriques nouvelles. — L'homme, avec ses propres forces, est capable de vaincre le bacille tuberculeux. — Preuves anatomo-pathologiques. — Preuves cliniques. — Le budget organique du tuberculeux doit toujours être en excédent de recettes.

Avant de parler du traitement, il nous paraît intéressant d'en montrer le pourquoi. Lorsqu'il s'agit d'accepter une nouvelle méthode thérapeutique, il semble bon de voir si elle est au moins logique, rationnelle, suivant l'heureuse expression de Sabourin. Comme le traitement que nous allons exposer heurte à peu près toutes les idées qui ont cours dans le public au sujet des phtisiques, nous ne croyons pouvoir nous dispenser de commencer par une sorte de justification de

8.

cette révolution complète dans les idées médicales généralement admises.

Tout d'abord, disons que la méthode peut se justifier simplement par ses actes. Dans un des premiers chapitres nous avons montré que la phtisie est curable, et nous avons parlé des nombreuses cures obtenues dans des établissements spéciaux, les sanatoria. Or, dans ces établissements, c'est justement le traitement que nous allons exposer qui est appliqué dans toute sa rigueur. Une méthode, qui se présente avec de telles garanties, ne peut être complètement rejetée sans examen. Et puis, je dis méthode nouvelle, parce qu'elle n'est guère connue en France, mais je ne parlerais pas ainsi de l'autre côté du Rhin. Voilà plus de quarante ans qu'elle est pratiquée en Allemagne, qu'elle n'a jamais été mise en défaut, si bien qu'aujourd'hui elle n'est même plus discutée. Combien peu nombreuses sont les méthodes thérapeutiques qui ont pu ainsi subir l'épreuve du temps ! En France même, si les préjugés n'étaient pas aussi enracinés, nous devrions, nous médecins, avoir fini par apprendre au public que la phtisie est curable, car il y a déjà plus de quinze ans que le professeur Jaccoud a défendu cette doctrine avec preuves à l'appui et a indiqué la façon d'obtenir la guérison par une méthode qui ne diffère point essentiellement de celle que nous allons exposer. Plus tard, le professeur Grancher a repris la même démonstration. Il faut croire que nous étions aveugles et sourds, puisque, malgré ces efforts, le préjugé de la mortalité fatale de la phtisie est resté vivace.

Mais les parrains ne suffisent point pour justifier une méthode, nous sommes raisonneurs et nous aimons à être persuadés avant de croire : c'est pourquoi j'ai cru nécessaire d'exposer les idées qui ont conduit les médecins à abandonner les anciens errements thérapeutiques, pour s'en tenir à une méthode qui ne met en œuvre que des règles d'hygiène, sans rien, ou presque rien, demander aux médicaments.

Bien que l'historique d'une question ne

présente point toujours un intérêt puissant,
nous ne pouvons passer sous silence le nom
de Brehmer, un médecin allemand qui fonda
à Gœrbersdorf, au fond de la Silésie, le premier sanatorium. C'est grâce à une idée théorique assez controversée que Brehmer en
arriva à faire pratiquer la cure d'air aux
tuberculeux. Il admettait et démontrait que
tous les phtisiques ont un cœur petit, en
disproportion avec la surface pulmonaire
dans laquelle il doit envoyer l'ondée san-
guine, et c'était ce déséquilibre qui créait la
prédisposition à la phtisie. Pour guérir la
phtisie, il suffisait de développer le cœur des
malades. Pour obtenir ce résultat, il les faisait
séjourner en montagne, pratiquer des exercices en plein air, en même temps qu'il re-
levait leur alimentation.

Quelle influence avait l'air de montagne ?
Brehmer attribuait à sa moindre pression le
pouvoir d'exciter les contractions cardiaques ;
mais surtout, il reconnaissait aux pays de
montagne la qualité immense de jouir de
l'immunité phtisique. Par quels facteurs ces

climats jouissaient-ils de l'immunité? Il n'en savait rien, tout en attribuant à l'altitude une influence prépondérante ; mais il pensait que ces facteurs existaient, puisque les habitants étaient indemnes de phtisie ; il en tirait la conclusion que les facteurs s'opposant à la naissance de la tuberculose pourraient aussi s'opposer à son développement chez ceux qui étaient déjà touchés.

Pour relever les forces du cœur, il faisait faire aux phtisiques des exercices modérés ; la marche en plein air, coupée de repos, fortifiait le muscle cardiaque sans le fatiguer. A ces exercices, il joignait la suralimentation, qui donnait au cœur les matériaux nécessaires à son relèvement. Il pensait qu'une fois l'équilibre rétabli entre le cœur et le poumon, la guérison se ferait d'elle-même.

Les phtisio-thérapeutes modernes, et surtout l'un d'eux, le docteur Dettweiler, ont changé quelque peu les termes du problème, en faisant du repos une partie de la cure. Tout en suivant, d'une façon générale, les prescriptions de Brehmer, on semble accepter aujourd'hui une théorie différente. Le phtisique est considéré comme un individu en déchéance organique, qui n'est devenu la proie du bacille de Koch que grâce à cette déchéance organique (voir le chapitre sur la prédisposition). Tout montre que l'homme est capable, avec ses propres forces, sans le secours d'aucun adjuvant autre que les énergies vitales dont il dispose, c'est-à-dire sans le secours d'aucune médication anti-bacillaire par exemple, de combattre et de vaincre le bacille de Koch. Il n'en devient la proie que si son organisme périclite pour une cause quelconque et, même alors, il est encore capable, en relevant son état général, d'être le vainqueur dans la lutte.

Les raisons qui militent en faveur de cette hypothèse sont nombreuses, nous les avons déjà indiquées, nous les rappellerons brièvement pour bien montrer sur quelles bases les phtisio-thérapeutes modernes ont construit leur méthode de traitement.

Ces raisons sont de deux sortes, d'ordre

anatomo-pathologique et d'ordre clinique. Les raisons anatomo-pathologiques sont, à elles seules, capables d'entraîner la conviction. A l'autopsie d'individus morts d'accident ou d'une maladie quelconque, autre que la phtisie, on rencontre fréquemment, dans le poumon, des foyers tuberculeux cicatrisés. Interrogez l'entourage de ces malades et vous apprendrez qu'ils n'ont jamais été soignés pour tuberculose pulmonaire, qu'ils n'en ont même jamais eu conscience. Qu'en conclure? Ces individus ont vaincu le bacille.

Les raisons cliniques sont, l'une un peu théorique et, pour ainsi dire, négative, l'autre un fait d'expérience. D'une part, nous devons regarder l'homme comme très résistant à l'infection tuberculeuse, puisque tout le monde ne devient pas phtisique, alors que tout le monde a dû être en rapport plus ou moins intime avec le bacille, a dû l'inhaler ou l'avaler. D'autre part, il n'est pas de médecin qui ne puisse citer, dans sa clientèle, des cas de guérison de tuberculeux avérés, et nous avons vu que les statistiques des sanatoria nous en fournissaient des centaines.

Il est dès lors tout simple qu'on ait cherché à donner à l'organisme son maximum de vigueur et qu'on s'en soit ensuite remis à lui du soin de résister à l'infection tuberculeuse. Ce relèvement de l'organisme, le traitement de Brehmer, tout en ayant un autre but, l'obtenait, mais c'est Dettweiler qui en a posé les véritables bases que l'on peut résumer dans la phrase de M. Sabourin : « Le budget organique du tuberculeux doit toujours être en excédent de recettes. » Le traitement va s'efforcer de donner au malade cet excédent de recettes, d'une part en augmentant les apports (cure d'alimentation et cure d'air), d'autre part, en diminuant les pertes (cure de repos). Nous verrons qu'à côté de ces grandes lignes se placent une foule de règles hygiéniques secondaires qui n'en sont que les compléments.

CHAPITRE II

ALIMENTATION DU PHTISIQUE.

Importance de l'alimentation dans le traitement. — Variété des mets. — Prédominance des graisses. — Six repas par jour, à l'allemande. — Trois repas par jour, à la française. — Du choix des aliments et des boissons. — La dyspepsie des phtisiques. — Comment réveiller l'appétit? — La pulpe de viande. — Les œufs. — Le lait et ses dérivés. — L'huile de foie de morue. — L'alcool. — Les pesées.

Pour se guérir, il faut qu'un phtisique se nourrisse abondamment. C'est là un fait reconnu depuis bien longtemps et tous les médecins ont vu vivre pendant de longues années des phtisiques, même porteurs de lésions pulmonaires avancées, mais s'alimentant bien. Aussi, dans les sanatoria, la question de l'alimentation est-elle étudiée avec le plus grand soin : « Ma cuisine, c'est ma pharmacie », dit Dettweiler. C'est de là en effet que sortent les médicaments qui

guériront ses malades, le grand phtisio-thérapeute donnant presque à la suralimentation
le pas sur la cure d'air. « Car, dit-il, tandis
que celle-ci représente un moyen d'améliorer
le sang, celle-là est la condition indispensable
à sa formation. »

Quelle sorte de nourriture donne-t-on au
phtisique pour le suralimenter? Va-t-on
calculer ses pertes en azote, carbone, graisse,
etc., et lui donner des aliments en rapport
avec ses pertes? Cela fut tenté, mais les
résultats variables auxquels on fut conduit,
ne semblent point avoir beaucoup influencé
la pratique. Partout on rencontre l'alimentation la plus variée, avec une prédilection
marquée cependant pour les aliments gras.

Si nous voulons nous rendre compte du
régime suivi par un phtisique jouissant d'un
estomac à peu près normal, il suffit d'examiner les menus des repas servis dans les
sanatoria : ils pourront être pris comme modèles pour les repas à ordonner à un malade.

Ce qui frappe à la lecture de ces menus
c'est, avant tout, la variété et l'abondance

des mets, sans qu'on puisse trouver une prédominance de tel ou tel aliment. Ce n'est qu'en analysant la composition des différents repas de la journée, en interrogeant les directeurs sur la confection même de la cuisine, en constatant la présence du beurre et du lait sur les tables d'une façon presque permanente, qu'on trouve l'aliment qui tient dans l'alimentation du phtisique une plus grande place que dans celle de l'homme sain, nous voulons parler de la graisse.

Elle agit, non seulement en fournissant au corps de la graisse et du carbone, comme les hydrates de carbone (pain), mais aussi en ralentissant la désassimilation des matériaux albuminoïdes. Les graisses sont données sous toutes les formes : cervelle, jaune d'œuf, caviar, gras de jambon, mais surtout beurre. Toutes les sauces, tous les légumes renferment une quantité notable de graisse, de façon que le malade absorbe cet aliment, malgré le mauvais vouloir qu'il présente le plus souvent (Brehmer).

Les légumes, les salades, les compotes, les

épices, les acides, et les hors-d'œuvre de
toutes sortes, ne sont jamais bannis de la
table d'un sanatorium, car non seulement ils
concourent pour une part à l'alimentation
du phtisique, mais aussi ils contribuent à
exciter son appétit. Nous verrons, en effet,
dans un instant, que le médecin a surtout à
combattre le défaut d'appétit ; le phtisique,
malgré tout son bon vouloir, ne peut pas
toujours faire honneur au régime alimentaire
surabondant qui lui est offert.

Il y a différentes manières de donner la
nourriture aux malades : en quelques grands
repas, ou en nombreux petits repas. Les
deux modes arriveront au même résultat.
Le docteur Dettweiler n'a point d'hésitation
à ce sujet, suivant en cela l'exemple de
Brehmer. Ce dernier, considérant que le
phtisique est ordinairement un petit mangeur,
dont l'estomac n'a plus la même propriété
digestive, lui faisait faire cinq repas par jour.
Il allait même parfois plus loin, en ordonnant
à ses malades la diète lactée presque continue.
Cette diète lactée consistait à boire tous

les quarts d'heure un 1/16 de litre de lait.

Pour donner un exemple de repas nombreux, nous indiquerons comment ils sont distribués à Falkenstein :

De 7 heures à 8 heures, premier déjeuner (thé, chocolat, café, etc.), avec du beurre et du lait en abondance, du pain blanc et des biscuits. Quand l'appétit est satisfait, un verre de lait (1/4 ou 1/3 de litre), bu lentement, à petites gorgées.

A 10 heures, deuxième déjeuner. Pain, beurre, quelquefois viandes froides, œufs, un à deux verres de lait.

A 1 heure, repas complet, soupe, viandes chaudes et froides, légumes, salade, compote ; en tout, cinq à six services, où la graisse est prise en abondance. En plus, un à deux verres de vin.

A 4 heures, un à deux verres de lait; pain, beurre, viande crue, biscuits facultatifs.

A 7 heures, soupe, viandes chaudes et froides, purée, compote, salade, beurre, un verre de vin ou de la bière.

A 9 heures, un verre de lait avec trois

à quatre cuillerées à café de cognac.

Ce qui fait six repas par jour, nombre qui n'a rien d'extraordinaire, comme le fait remarquer le docteur Knopf, si l'on songe qu'en Allemagne un adulte prend ordinairement cinq repas.

Ce régime, institué par Dettweiler, est suivi presque partout, surtout en Allemagne. Je dois cependant dire qu'un médecin allemand, le docteur Walther, de Nordrach, échappe à cette loi. Ses malades ne font que trois repas, à 8 heures, 1 heure et 7 heures; à chacun de ces repas, très complets (soupe, viandes, légumes, compote, salade), le malade boit en outre un demi-litre de lait. Entre les repas, il lui est interdit de prendre aucune nourriture. C'est donc le contraire de la méthode de Dettweiler. Le résultat donne raison à l'un et à l'autre, puisque les succès obtenus sont sensiblement les mêmes et que, dans chacun de ces établissements, les malades, à peine soumis au régime, augmentent de poids.

D'ailleurs, la distribution des repas ne

paraît point devoir être immuable. Elle changera sans doute quand les sanatoria se construiront dans tous les pays, en se conformant aux habitudes de chaque peuple. Le docteur Sabourin, au Canigou, fait faire à ses malades « trois repas par jour, à la mode française. Les plus vaillants font un goûter l'après-midi. » Les aliments qu'il donne sont « les plats ordinaires d'une bonne table, » assez abondants et assez variés pour que le malade y trouve toujours ce qui lui convient.

C'est ce dernier régime, adopté aussi par le Dr Crouzet (de Pau), qui me paraît le mieux convenir à des Français ; l'estomac a besoin de se reposer un peu, il ne peut digérer à journée entière comme le veulent les Allemands. En faisant trois repas par jour, séparés par des intervalles de temps assez longs, on peut facilement alimenter un malade tout en ménageant son estomac, l'organe du phtisique « qu'il faut entourer de soins pieux ».

Ainsi donc, d'une façon générale, le malade phtisique qui mange, peut s'alimenter comme tout le monde; on lui recommandera seulement de manger beaucoup. Cependant, il est utile, pour se guider, d'avoir quelques notions sur la valeur nutritive des aliments. Dans un sanatorium, c'est le médecin-directeur qui est le guide, qui est le maître, c'est lui qui vérifie la cuisine, qui fait varier les menus. Mais, pour les simples particuliers, il ne me paraît pas inutile de donner quelques renseignements sur les aliments qui conviennent le mieux au phtisique. Pour cela, nous n'aurons qu'à suivre une leçon clinique que le professeur Grancher a consacrée à ce sujet.

Les aliments à prescrire doivent être ceux qui se digèrent le plus facilement, c'est-à-dire qui séjournent le moins longtemps dans l'estomac. Nous ne parlerons pas des viandes cuisinées à la façon ordinaire; malgré le temps assez long demandé pour leur digestion, ce sont elles qui formeront la plus grande partie de l'alimentation du phtisique qui a bon appétit. Pour les autres, la viande sera donnée sous forme de viande pulpée, dont nous reparlerons tout à l'heure, car sa préparation ne fait plus partie d'une cuisine ordinaire. Nous passons donc de suite condamnation sur les viandes.

Comme poissons, on peut recommander « les poissons maigres, à chair fine, tels que la sole, le merlan, le brochet, la limande, qui sont un excellent aliment très azoté (comme la viande) et d'une digestibilité parfaite, sauf pour quelques estomacs, qui ne peuvent supporter aucun poisson ».

Puis viennent les œufs, d'une valeur nutritive considérable, qui peuvent être pris en quantité, sous les formes les plus variées, mais qui conviennent surtout crus ou très peu cuits. Ils donnent au phtisique, en plus de l'azote, une quantité de graisse considérable, très facilement assimilable.

Le lait, très vanté en Allemagne, ne doit, d'après M. Grancher, être pris qu'aux repas et en quantité assez petite, 200 à 250 grammes. Il sera bouilli ou stérilisé, comme nous l'avons dit plus haut.

Parmi les céréales, il faut citer le blé (pain), l'avoine, l'orge, le maïs et surtout le

9.

riz. Ce dernier, en particulier, est un aliment parfait, à la condition qu'on ne l'ait pas trop fait cuire, que la forme du grain soit conservée. Voici la recette donnée par M. Grancher pour en obtenir le meilleur effet : « Il faut, à une quantité de riz connue, ajouter une égale quantité d'eau chaude et faire bouillir le tout vivement jusqu'à épuisement de l'eau. Cela dure une demi-heure en moyenne. Puis, on retire du feu le riz dont les grains ont grossi, mais sont restés indépendants, et on assaisonne avec un peu de graisse très chaude et du sel. Ainsi préparé, le riz est un aliment exquis, dont on ne peut guère abuser, tant sa digestibilité est parfaite. »

Les légumes secs, haricots, pois, lentilles, seront réduits en purée fine ; on pourra aussi employer les pommes de terre, les pâtes alimentaires. Des légumes verts, utiles cependant, on fera peu usage. Tous ces derniers aliments, céréales comprises, ne doivent point être complètement exclus, parce qu'ils nourrissent, qu'ils peuvent être digérés, qu'ils régularisent les selles et enfin qu'ils

« placent les organes annexes de la digestion, le foie notamment, dans un état de repos relatif ».

De desserts, peu ou point; un peu de fromage, de fruits cuits au four sans beurre ni sucre, un entremets aux œufs et au lait, peu sucré.

Quant aux boissons, elles peuvent varier, mais la meilleure est presque toujours l'eau de source pure.

Telles sont les règles que l'on peut suivre d'une façon générale pour se guider dans le choix des aliments, quand il s'agit, comme nous l'avons supposé, d'un phtisique aux fonctions digestives à peu près normales, capable de s'alimenter. Il n'en est malheureusement pas toujours ainsi; les phtisiques sont presque toujours des dyspeptiques, nerveux ou organiques, et les troubles gastriques ont souvent été un des premiers symptômes de la maladie.

Nous ne parlerons point des classifications des dyspepsies qui atteignent le phtisique. C'est affaire au médecin de les dépister et de les traiter comme il convient le mieux, mais il est certains troubles, communs pour ainsi dire à tous les malades et que nous pouvons indiquer, ainsi que la manière de les combattre.

Parmi ces troubles, il n'en est pas de plus terrible que le manque d'appétit à peu près complet du malade. Quand on songe à soigner un phtisique d'une façon sérieuse, et à l'alimenter comme nous venons de l'indiquer, ce manque d'appétit est une source de graves difficultés pour le médecin comme pour l'entourage du malade. Depuis des mois, le phtisique s'est déshabitué de manger et l'effort nécessaire pour accomplir cette fonction est pour lui un supplice. Il va falloir combattre cette nonchalance, pour que le malade puisse profiter de la suralimentation nécessaire à sa guérison. Le danger est parfois pressant : le manque d'appétit correspond souvent à un état avancé des lésions pulmonaires et si le malade ne s'alimente pas au plus tôt, il est perdu. « Car, comme le dit Dettweiler, c'est la destinée particulière du malade de voir la véritable faim diminuer, à mesure que dure et s'accroît l'inanition des tissus. » Que faire pour réveiller l'appétit? Souvent, rien du tout. Le malade, s'il suit le régime hygiénique que nous voulons exposer, s'il est soumis à la cure de repos à l'air libre, verra souvent son appétit renaître. C'est ce qu'on observe tous les jours dans les sanatoria. Il est vrai que dans ce dernier cas, les conditions sont beaucoup plus favorables que dans la famille. Le malade a changé de régime, il est dans un autre climat, il n'est plus à portée des complaisances de ses proches, qui croient lui rendre service en cherchant des plats auxquels il ne touchera guère, et en suivant toutes les variations de ses fantaisies. Bien mieux valent des exhortations; quand un malade ne mange pas, encouragez-le, montrez-lui la nécessité de l'alimentation, dont dépend la cure, faites-lui peur au besoin, mais arrivez à lui faire absorber quelque nourriture. Qu'il coupe sa viande en petits morceaux, qu'il la mélange à des épices, puis qu'il l'avale presque sans mâcher. Le tout est qu'il mange ; à mesure qu'il s'alimentera, son état général s'améliorera, son appétit augmentera. Il sera sauvé et dans quelque temps vous le verrez manger de tous les plats qu'on lui présentera.

Ne jugez point qu'il s'agisse là d'une recommandation banale. Dire aux gens de manger pour les faire manger semble facile ; il n'en est rien. Il faut une patience et une persévérance qui lassent bien des gens, et pourtant cette exhortation suffit souvent. Je n'oserais affirmer que ce moyen soit toujours efficace dans les familles, mais dans les sanatoria il l'est bien souvent, dans presque tous les cas.

Malgré tout, il est des malades chez lesquels l'appétit ne renaît point, malgré la meilleure hygiène ; malgré les exhortations les plus pressantes, le phtisique, bien que plein souvent de bon vouloir, ne peut avaler un morceau. Il va pourtant falloir l'alimenter. Comment?

Je ne parle que pour mémoire du gavage au moyen de la sonde stomacale, de la poudre de viande, des peptones. Ce sont là moyens pour ainsi dire coercitifs, mal acceptés des malades et qui ne peuvent être employés que dans des cas pressants, d'une façon momentanée. Poudre de viande, et peptones fatiguent vite les malades. Il faudra alors essayer de tout et s'en tenir jusqu'à nouvel ordre au seul aliment accepté (viande crue, œufs, lait, etc.) qu'on fera prendre en abondance. Puis l'appétit reparu, on reviendra aux mets ordinaires.

C'est dans ce cas aussi que les repas petits et fréquents, recommandés par Dettweiler, font merveille. Le malade, qui ne peut surmonter sa répugnance pendant tout un long repas, y arrive pour absorber rapidement quelques mets. En fin de compte, il pourra, par ce moyen, absorber une quantité de nourriture suffisante pour son alimentation.

Nous n'avons parlé jusqu'ici que de procédés alimentaires ordinaires et la suralimentation est obtenue bien plus par la quantité d'aliments absorbés que par la qualité même de ces aliments. En général,

quand on parle de suralimentation, on a
surtout en vue des aliments très substantiels
sous un petit volume et qui sont pris en
surcroît, en dehors des repas ordinaires,
tels que la viande crue, les œufs, le beurre,
le lait. Tous ces aliments sont utiles, surtout
au début du traitement, quand il s'agit de
nourrir quand même le malade. Nous n'en
retiendrons que trois, la viande crue, les
œufs, le lait et ses dérivés, pour entrer dans
quelques détails touchant leur mode d'administration.

La viande crue est un excellent aliment,
d'une digestibilité parfaite, surtout lorsqu'elle
est préparée, comme le recommande M. le
professeur Grancher, sous forme de pulpe de
viande :

« La viande crue de bœuf — le rumsteck
est suffisant — doit subir trois manipulations
successives : le raclage, le pilon, le tami-
sage ;

« 1° Avec un couteau à lame mousse, on
racle la surface de la viande, en enlevant à
mesure la trame fibreuse, et on obtient ainsi

de la raclure de viande à longs filaments;

« 2° On pile cette viande dans un mortier de pierre, de verre ou de marbre;

« 3° Puis on l'étale sur un tamis à purée et on l'écrase doucement sur le tamis avec une spatule ou une cuillère. Ce qui passe dans le tamis est une *pulpe* de viande, sans filaments et sans grumeaux, d'une digestibilité et d'une nutritivité parfaites.

« Dans la saison froide, on peut préparer le matin la provision du jour à la condition de la conserver dans un endroit frais. Mieux vaut cependant, même en hiver, quand on le peut, la préparer au moment même des repas, car elle s'altère facilement. Cette préparation *extemporanée* est indispensable en été. »

Cette pulpe de viande est ensuite consommée par le malade comme bon lui semble et nombreuses sont les manières d'accommoder ou de dissimuler ce mets. On peut mêler la pulpe à du lait, à du bouillon tiède, à des purées de légumes, à des confitures. Ce dernier moyen sera particulièrement goûté des enfants. On pourra aussi la rouler en boulettes faciles à avaler. Enfin on peut la manger en sandwichs. La viande crue est étalée sur une tranche de pain mollet abondamment beurrée. On sale et on poivre, puis on dispose sur le tout des filets d'anchois, de harengs saurs ou autres mets de haut goût, suivant les préférences du malade. Comme on le voit, les moyens de faire absorber la viande crue sont nombreux; en mettant en œuvre son ingéniosité, il est bien rare qu'on n'arrive point à la faire accepter des malades.

Les œufs viennent immédiatement après la viande crue pour la suralimentation. Il les faut prendre peu cuits et même crus; il est bien entendu qu'on essaiera de se les procurer aussi frais que possible. Les personnes qui n'éprouvent aucun dégoût à super les œufs, en perçant la coquille par les deux bouts et en aspirant le contenu, useront de ce moyen. Les œufs sont ainsi déglutis rapidement, c'est à peine s'ils laissent un goût dans la bouche à leur passage; on peut les prendre ainsi, même alors qu'on n'éprouve pas le moindre appétit. Si ce moyen ne convient pas au malade, il pourra battre ses œufs ou son œuf dans un verre, après l'avoir salé et sucré à son goût et y avoir ajouté un petit verre de cognac ou de rhum. Sans rien battre, on peut encore verser l'œuf cru dans un verre à madère, y ajouter du curaçao et avaler le tout; c'est le *Knickebein* des Allemands. Enfin, le Dr Knopf nous signale encore une recette américaine pour accommoder les œufs, c'est l'*egg-noq* : « On ajoute à 2/3 d'un verre de lait 2 à 3 cuillerées à café de bon cognac, puis un œuf cru, le blanc et le jaune, et 1 à 2 cuillerées de sucre en poudre. » Et tout cela sans compter les méthodes culinaires habituelles qui permettent de manger des œufs, mais cuits, et par conséquent d'une digestibilité un peu moins parfaite.

Nous arrivons maintenant au lait. Ce breuvage est commode pour la suralimentation. Nous avons vu, d'après le programme des repas publié plus haut, qu'en Allemagne il tenait la première place et était absorbé pendant toute la journée. « Mais, dit Dettweiler, dans les conditions ordinaires, le lait ne devra pas être regardé comme l'aliment principal, c'est le sou d'épargne, que l'on amasse en quelque sorte en cachette, un hors-d'œuvre, une boisson prise quand on est rassasié des mets solides ; enfin, c'est lui qui apporte l'excédent. » Malheureusement, tous les malades ne le supportent pas bien, ou ne le supportent plus après l'avoir bu volontiers pendant longtemps. Il faut alors en dissimuler la saveur, en l'aromatisant avec du café, du thé, du cognac, du rhum, du kirsch. On peut aussi, dans ce cas, avoir recours au lait de chèvre ou d'ânesse, au petit-lait, au koumyss ou au kéfyr, laits fermentés qui constituent des boissons acidulées très agréables. Nous avons vu plus haut que le professeur Grancher ne partageait point l'engouement des Allemands pour cette boisson. Je crois que ce qu'on peut leur reprocher surtout, c'est le mode d'administration ; grâce à leur système, l'estomac ne reste pour ainsi dire pas une seconde sans travailler. Quand il a fini de digérer un repas, il en reçoit un second ; peu ou prou, il travaille toujours. Nous préférons de beaucoup administrer le lait aux repas et ne rien ordonner entre eux ; un demi-litre de lait à chacun des trois repas de la journée est ordinairement bien accepté des malades. Dans quelques cas, le lait semble faire disparaître un peu l'appétit. Je crois que, dans ce cas, le mieux est de ne pas insister, mais il faudra alors veiller à faire absorber en quantité plus grande de la viande crue et des œufs.

Parmi tous ces adjuvants de l'alimentation, nous n'avons pas encore cité l'huile de foie de morue. Nous n'en méconnaissons certes pas les bons effets et il ne faut point être ingrat vis-à-vis d'un médicament qui a sauvé sans doute bien des phtisiques. Quand les malades l'acceptent sans trop de répugnance, il faut en user, mais avec sagesse, en surveillant l'appétit qui diminue parfois, les digestions, l'état gastrique, qui se ressentent d'une administration trop prolongée de cette graisse. Il faudra ordonner de temps à autre des repos.

D'ailleurs ce médicament n'est pas absolument nécessaire pour mener à bien la guérison d'un phtisique ; il rend, comme la viande crue, les œufs, le lait, des services incontestables, quand le malade ne s'alimente pas ; mais aussitôt que l'appétit est revenu, on pourra le supprimer, en usant d'un régime alimentaire riche en graisse et surtout en beurre. Les expériences cliniques et les analyses chimiques, faites à ce sujet par le Dr Blumenfeld, un phtisio-thérapeute distingué, ne laissent aucun doute.

M. Blumenfeld n'a pas employé l'huile de foie de morue, mais la lipanine (huile d'olive 1000 grammes, acide oléique 60 grammes) qui, comme la première, contient des acides gras facilement assimilables. Il a fait prendre à ses malades, plusieurs jours de suite, une quantité déterminée de beurre, puis de lipanine les jours suivants. Le reste de la nourriture, absorbée par le sujet en expérience, était pesé ; les fèces et urines étant ensuite analysées, le bilan pouvait s'établir.

« Comme conclusion générale des examens

comparatifs sur la digestion du beurre et de la lipanine, il ressort que la lipanine, malgré sa forte teneur en acide gras, n'est pas mieux absorbée par les phtisiques que le beurre, la plus importante des graisses alimentaires, en même temps que la plus facile à utiliser. Là où il existe une différence, elle est défavorable à la lipanine. »

Il nous faut maintenant aborder la question de l'alcool dans l'alimentation des phtisiques. Sur un point, tous les médecins sont d'accord : l'alcool doit être employé comme médicament, dans certains cas déterminés. Pour tous, l'alcool est un remède, mais quand il s'agit de l'alcool-aliment, les divergences sont nombreuses.

On connaît l'action de l'alcool sur l'organisme, produisant d'abord une excitation, puis une dépression des centres nerveux. Au point de vue de la nutrition « il faut retenir, dit le professeur Hayem, qu'il ne détermine pas uniquement une diminution des combustions, comme le prétendent ceux qui l'appellent un médicament d'*épargne*, mais un

effet plus complexe, d'où résulte, outre une
réserve de graisse, un trouble dans la nutrition des éléments anatomiques.

« Ce dernier effet est peu important lorsque l'alcool est donné passagèrement et à
dose convenable. Il serait capable, au contraire, d'entraîner une transformation grais-
seuse des matières azotées des tissus, une
véritable dégénérescence qui viendrait augmenter les lésions de la consomption fébrile,
si, dans les maladies aiguës, il était prescrit
en quantité exagérée et pendant trop longtemps. »

Ces quelques lignes suffisent pour montrer
les raisons sur lesquelles s'appuient les médecins qui donnent l'alcool comme aliment
et ceux qui l'excluent radicalement de l'alimentation, pour ne le donner qu'à titre excep-
tionnel, dans des cas déterminés, pour en obtenir un effet thérapeutique.

Parmi ceux qui préconisent l'alcool, nous
devons mettre au premier rang le docteur
Dettweiler. Il recommande à tous les malades
de boire, en moyenne, chaque jour, trois quarts

à une bouteille de vin de Bordeaux ou de vin du Rhin, aux repas. De plus, tous ses malades mettent trois à quatre cuillerées à café de cognac dans le verre de lait qu'ils boivent le soir, avant de se coucher. Enfin presque tous les malades, pour ne pas dire tous, absorbent un petit verre de cognac au second déjeuner et portent sur eux une petite bouteille plate remplie d'eau-de-vie. Ils en absorbent quelques gorgées le matin après la douche, dans la journée à la moindre apparence de frisson, lorsqu'ils trouvent la température trop basse, qu'ils se sentent mal à l'aise, qu'ils ont fait une promenade un peu longue ou qu'ils sont fatigués. La consommation de cognac ainsi faite, dépasse souvent les 70 à 80 grammes que tolère le docteur Dettweiler, dans certains cas. Cette sorte de cure à l'alcool n'est établie d'une façon ferme que pour certains malades anémiques, à fièvre continue, à peau froide, à température basse, et ne devrait durer que quelques semaines. Malheureusement, les malades ont une tendance à exagérer ses indications et la continuent souvent pendant tout leur séjour au sanatorium.

Cette pratique n'est point suivie partout : Brehmer, pour les malades nouveaux, ne permettait par jour que 2 à 3 verres de vin, et M. Sabourin engage volontiers ses malades à cesser l'usage du vin aux repas et à boire peu. Il a vu ainsi « disparaître très souvent, comme par enchantement, bon nombre de dyspepsies ». C'est à cette dernière manière de voir que je me range. Certes, l'alcool est très utile dans des cas déterminés, mais je crois qu'il faut franchement le classer parmi les médicaments. Comme aliment, son usage entraîne trop facilement des troubles gastriques pour un gain qui n'est pas assez sûr. Mieux vaut s'en passer que de risquer de ne pouvoir alimenter convenablement un malade, parce que son estomac ne fonctionnerait plus que douloureusement.

Nous venons de dire quelle est la cure d'alimentation; mais il ne suffit point de nourrir le malade, il faut aussi savoir quels sont les résultats de ce régime. Les pesées seules, quoique bien imparfaitement encore, peuvent renseigner le médecin à ce sujet; c'est par elles que doit commencer l'examen du malade. Si le poids augmente, il est bien probable qu'on va constater une amélioration de l'état général et local. S'il y a perte ou stationnement, l'examen devra être fait plus sévèrement.

Le malade est interrogé sur ses repas, sur la quantité de lait, d'œufs, de viande crue absorbée, sur ses digestions, son sommeil, ses promenades. Ce sont ordinairement toutes ces causes d'ordre général qui donnent la raison de la perte de poids quand l'état des poumons se maintient bon.

La pesée ne nous renseigne malheureusement pas encore parfaitement; l'augmentation de poids peut être causée par un engraissement qui, à un certain point de vue, peut fort bien être pathologique. La force musculaire pourra être explorée avec profit; le malade sera interrogé sur la fatigue qu'il éprouve après une marche, un travail quel-

conque, intellectuel ou physique. On cherchera s'il n'est pas fébricitant après ses
promenades, et c'est cette enquête qui fixera
plus certainement l'idée du médecin sur la
bonne assimilation de son malade.

CHAPITRE III

LA CURE D'AIR.

Dangers de l'air confiné. — Nécessité de respirer un air pur. — Pratique de la cure d'air pendant le jour. — Description d'un pavillon de cure. — La chaise longue. — Comment installer une cure d'air chez soi ? — La cure d'air peut se faire en toute saison, par tous les temps. — La cure d'air pendant la nuit. — Protection des malades par l'habillement. — Contre-indications de la cure d'air. — Ses résultats.

La valeur de la cure d'air dans la phtisie est reconnue depuis longtemps, et il y a beaux jours qu'on recommande aux tuberculeux le séjour à la campagne. Quand on les envoie dans des climats plus doux, c'est encore pour leur permettre de jouir d'une façon plus complète de la vie au grand air. Mais la cure d'air n'est véritablement devenue une méthode que sous les efforts de Miss Nightingale, de Bennett, de Brehmer, de

10.

Dettweiler et de tous les hygiénistes et phtisio-thérapeutes modernes.

L'air confiné, peu recommandable aux personnes saines, est particulièrement mauvais pour les malades et les phtisiques; il renferme en effet des produits d'excrétion éminemment toxiques. C'est ce qui résulte des expériences de Brown-Séquard et d'Arsonval, entreprises en 1888. « Faisant respirer, dit le Dr Paul Langlois, des animaux disposés dans des étuves closes, alimentées par l'air passant successivement d'une cage à l'autre, ils virent les animaux succomber plus ou moins rapidement alors que le tant pour cent d'acide carbonique ne dépassait pas dans la cage n° 12 de 4 à 7 p. 100. » A ces poisons, éliminés par la surface pulmonaire, viennent sans doute se joindre des poisons excrétés par la surface cutanée et qui contribuent à rendre nocif l'air d'une chambre fermée.

La nécessité de vivre à l'air libre s'impose pour le phtisique; il va sans dire que cet air devra être aussi pur que possible, condition qu'on cherchera à remplir par l'emplacement même de la demeure du malade, à la campagne autant que possible, loin des villes et des routes fréquentées. Si le malade a le loisir et l'argent nécessaires pour choisir l'emplacement le plus favorable, il devra chercher à remplir les conditions réalisées par l'emplacement des sanatoria, conditions que nous donnons plus loin.

La cure d'air du phtisique doit être continue, ne s'interrompre ni jour ni nuit. Pendant la journée, il semble assez facile de séjourner toujours dehors. Dans la pratique, on se heurte à quelques difficultés. Brehmer, qui ne faisait point faire la cure couchée, était obligé de multiplier les abris dans son parc pour ne pas forcer ses malades à rentrer pendant les mauvais temps. On peut se promener à la rigueur quelques instants sous la pluie ou la neige, mais non pendant une journée tout entière. C'est pourquoi, à l'exemple des sanatoria, il faut que la demeure du phtisique soit munie de verandahs et de pavillons couverts. Les malades, à l'abri, peuvent ainsi pratiquer la cure d'air par tous les temps.

Il nous faut dire quelques mots de ces pavillons où le phtisique doit faire la cure. Dans les grands établissements, on dispose de galeries situées le long des bâtiments, et en même temps de pavillons et petites galeries destinées, les uns à un ou deux malades, les autres à un plus grand nombre. Cette disposition peut facilement être adoptée par les simples particuliers qui pourront faire construire chez eux, dans un jardin, un kiosque en bois, ouvert d'un côté, où la cure d'air se fera parfaitement. Nous leur décrirons comme indication à ce sujet ce qu'est la galerie de cure d'un sanatorium; en s'en rapprochant le plus possible, ils obtiendront les meilleurs résultats. La gravure ci-jointe qui représente la galerie de cure du Dr Crouzet, à son sanatorium de Pau, aidera beaucoup à la compréhension de ma description.

Les galeries de cure sont couvertes, munies d'un mur derrière et sur les côtés, et ouver-

tes sur le devant, en règle générale. Quelques
pavillons octogonaux, ne communiquent avec
l'extérieur que par un des pans de l'octogone.
La profondeur de ces galeries est d'au moins
3 mètres, mais presque toujours d'un peu plus,
pour laisser un large passage au pied des
chaises longues. De grands rideaux permettent
de protéger les malades soit contre le soleil,
soit contre la pluie, la neige ou les coups de
vent. Grâce à un ingénieux dispositif, le
docteur Turban, à Davos, a fait construire
une galerie de cure qui s'ouvre à volonté
vers le nord ou vers le sud. Cette galerie lui
rend surtout de grands services pendant les
fortes chaleurs de l'été. Pour s'abriter plus
facilement contre le vent, le Dr Dettweiler
a imaginé et répandu dans le parc de
Falkenstein quelques pavillons de cure
tournants. Ils sont fort goûtés des malades
qui varient à volonté leur horizon et s'orien-
tent toujours de la façon la plus propice
pour ne pas souffrir du vent ou de la pluie.

L'ameublement des galeries de cure est
peu compliqué. Comme il faut que les

malades puissent rester de longues heures sur leur chaise longue sans avoir besoin de se déranger, il est de toute nécessité que celle-ci soit confortable et qu'une table à portée de la main permette de poser un livre ou quelque ouvrage. Aucun autre meuble n'est nécessaire ou utile.

Le modèle de chaises longues généralement adopté est la chaise longue dite de Falkenstein, qui a subi d'ailleurs quelques modifications. La chaise longue a un dossier incliné à environ 45°; une courbure est ménagée pour que les jambes se posent commodément et que le corps ne glisse pas; deux bras soutiennent les coudes du malade. A Hohenhonnef et, d'une façon générale, dans les nouveaux sanatoria, le dossier de ces chaises longues est mobile. L'inclinaison s'en varie facilement; le malade peut faire lui-même la transformation, s'il en a l'habitude; un infirmier, qui est toujours présent, peut d'ailleurs l'aider. Cette facilité de faire varier l'inclinaison du dossier permet aux malades de prolonger une cure qui finit toujours par être

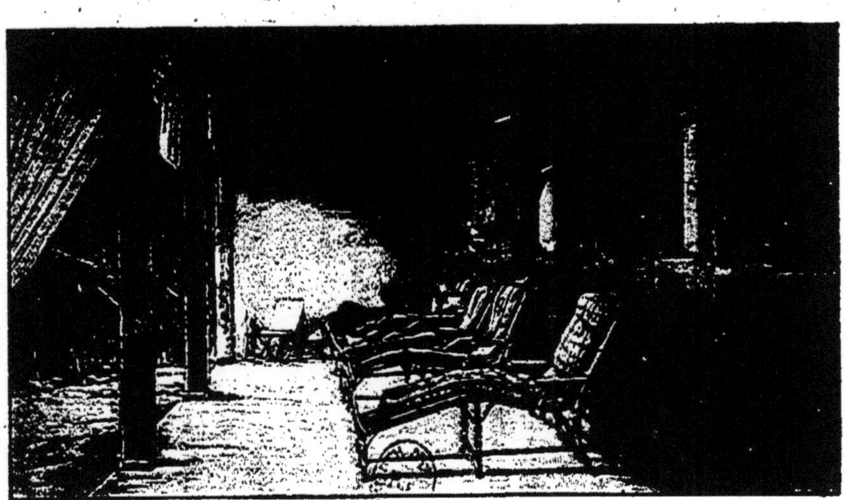

Fig. 7. — La cure d'air.

(La galerie de cure du sanatorium [de Pau.)

un peu fatigante quand on ne peut changer
de position. De plus, le dossier, en s'éten-
dant tout à fait, change la chaise longue en
un lit, fait prendre au malade la position
horizontale, très recommandée par les médecins qui font faire des exercices respiratoires réguliers. Sur la chaise longue se
trouve un matelas plus ou moins élégant,
parfois en cuir dans les sanatoria pour les
pauvres, mais toujours mobile, de façon à
pouvoir être facilement désinfecté.

Une table doit aussi se trouver à côté de
chaque malade dans les galeries de cure.
Celui-ci y descendra le matin ce dont il a
besoin pour passer sa journée et évitera
ainsi de remonter dans sa chambre à chaque
instant. Comme la cure à l'air libre se pour-
suit dans la soirée jusqu'à 10 heures et, qu'en
hiver, la nuit vient avant 5 heures, ces
galeries sont éclairées soit par le pétrole soit
par le gaz ou l'électricité.

Tout ce que nous venons de dire montre
qu'un simple particulier, s'il ne peut aller
dans un sanatorium, installera chez lui,

à peu de frais, un kiosque où il pratiquera la cure d'air. Une cabine en bois, mesurant 3 mètres en tous sens, ouverte sur un côté, et possédant une ou plusieurs fenêtres sur les autres côtés, pour donner de la lumière permettra une bonne installation. La cabine sera orientée de façon que sa partie ouverte regarde vers le midi ; le soleil y pénétrera facilement et exercera son action destructive salutaire sur les microbes échappés au crachoir.

En ville, quand on ne possède pas de jardin, la cure d'air est-elle impossible? Non, mais elle se fera dans de moins bonnes conditions. Le malade devra, autant que possible, choisir son habitation près des faubourgs, où la population est moins dense, dans les communes suburbaines même, si cela est possible. Il lui faudra chercher une maison dont la façade regarde vers le midi et dont les chambres, ou au moins une, aient un balcon. Ce balcon pourra facilement, au moyen de quelques planches, être transformé en une cabine de bois où le malade pourra établir sa chaise longue pendant la journée.

C'est le docteur Dettweiler qui est, pour ainsi dire, l'inventeur de la chaise longue pour faire la cure d'air : « Le meilleur moyen d'habituer le malade à l'air, dit-il, est de l'y exposer couché. » En effet, il faut aux malades une certaine accoutumance avant qu'ils puissent passer leur vie au grand air. Si on ne prend pas quelques précautions, l'air leur donnera une sorte d'excitation suivie, comme l'ivresse, d'une dépression absolument néfaste à la cure (Dettweiler). La position couchée, en favorisant la circulation du sang, en évitant toute fatigue du corps, en rendant plus facile l'enveloppement dans des couvertures, aide à cette accoutumance.

Pour les malades encore valides, cette précaution suffit ; il n'en va plus de même pour les cachectiques, les anémiques, les fébricitants. Ceux-là devront garder la chambre pendant quelques jours ; pour les habituer à la vie au grand air, on se contentera d'ouvrir leurs fenêtres. Ils ne passeront au dehors, sur les vérandahs attenant aux chambres, que quelques heures par jour, puis, quand l'accoutumance sera établie, ils viendront prendre leur place dans les pavillons de cure.

Il faut nous préoccuper des conditions mêmes de la cure d'air. Elle se fait par tous les temps, mais encore est-il qu'on prend des précautions pour que les conditions météorologiques n'aient point d'action défavorable sur les malades.

Les galeries couvertes n'ont pas seulement pour but de protéger le phtisique contre le vent et la pluie, elles le défendent aussi du soleil. Certes, tous les médecins sont d'accord pour exalter les bienfaits de cet astre, ou plutôt de sa lumière ; personne ne nie sa bonne influence sur la reconstitution de l'organisme. Mais il s'agit là plutôt de l'insolation, de la lumière vivifiante et non de l'action directe de ses rayons. Celle-ci est absolument néfaste au tuberculeux; il faut lui faire fuir le soleil, lui recommander, au moins, de garantir sa tête et ses épaules avec un parasol. M. Sabourin est un de ceux qui le craignent le plus ; il suffit, dit-il, d'exposer un tuberculeux aux rayons du soleil pour

« donner de la fièvre à celui qui n'en a pas et pour l'augmenter chez celui qui en a déjà ». Mais il faut bien dire qu'une fois garanti du soleil le malade fait une cure beaucoup plus agréable par les journées bien ensoleillées, que par les jours brumeux. Ces jours-là, quand le brouillard enveloppe tout le paysage, il se rend à la cure d'air à contre-cœur. Pourtant, les résultats sont les mêmes au point de vue du succès final, quelque temps qu'il fasse.

L'influence négative des conditions météorologiques sur le cours de la phtisie pulmonaire avait, en effet, déjà été démontrée par le docteur Dettweiler au vi° Congrès de médecine interne, à Wiesbaden, en 1887. La question a été reprise, depuis lors, par un médecin de Falkenstein, le docteur Blumenfeld. Celui-ci, en comparant les données météorologiques aux tableaux indiquant le nombre des phtisiques de Falkenstein gardant la chambre (morbidité), a cherché quelle relation existait entre ces deux facteurs.

Au point de vue de l'influence de la

tempéraluro, les tableaux annexés au mémoire montrent que ce ne sont pas les mois les plus chauds, comme juin et juillet, qui donnent le nombre le plus faible de malados, mais bien le mois d'août, plus frais. Les minima de morbidité, dans la période observée, correspondent au mois d'août 1885, juillet, août, septembre 1886, juin 1887, août 1888, mai 1889. De tous ces mois, celui qui présente la plus petite morbidité (août 1888 avec 5,89 p. 100) fut le moins chaud de l'été et le moins chaud aussi par rapport aux mois d'août des autres années. Seul, le mois de mai 1889 correspond à une forte chaleur, mais on ne peut conclure pour un seul cas. Pour l'hiver, les courbes montrent de même que la plus forte morbidité ne correspond jamais au mois le plus froid, sauf un cas (janvier 1885), et l'auteur explique ce fait par l'action néfaste d'un vent violent. — Si l'on compare, dans leur ensemble, toutes les courbes, il semble bien que la morbidité monte en hiver pour redescendre à la belle saison. Cette augmentation se trouve expliquée par les habitudes de l'établissement : en hiver, les malades sont gardés quelques jours à la chambre avant d'être mis à la cure d'air ; ils y sont maintenus plus longtemps en cas de complication aiguë ; ils y sont mis plus facilement à la moindre apparence de frisson ; enfin, en hiver, (c'est là un fait d'expérience) il vient à l'établissement plus de malades graves qu'en été.

La pression barométrique (il s'agit, bien entendu, de la pression en un même point et non pas de l'influence que peut exercer l'altitude sur le phtisique), ne paraît pas avoir une influence marquée. « Le rapport entre ces deux facteurs, dit le docteur Blumenfeld, est tout à fait inconstant ; il suffit de comparer les mois de décembre 1885 (734 mm. et 12,2 p. 100 de malades), février 1887 (733 mm. et 8,7 p. 100) et décembre 1888 (730 mm. et 6,7 p. 100). » On voit que pour une même pression barométrique, la morbidité varie beaucoup.

Le vent semble avoir une influence réelle

et néfaste, particulièrement le vent d'est. On le voit prédominer pendant les mois offrant la plus forte morbidité : janvier 1885, octobre, novembre, décembre 1885, février 1886, janvier et février 1888. Nous trouvons pourtant une exception ; c'est le mois de janvier 1889, avec un vent d'est et une faible morbidité, mais le vent était plutôt un souffle et l'atmosphère calme. Si, d'autre part, on prend l'influence du vent en elle-même, sans se préoccuper de sa direction, on voit que, pendant vingt mois calmes, la morbidité fut de 8,5 p. 100, qu'elle fut de 9,8 p. 100 pendant vingt-cinq mois de vent modéré et de 11,7 p. 100 pendant huit mois de vent violent.

L'état du ciel n'a aucune influence ; que le ciel soit couvert ou non, la morbidité oscille autour de 9,4 p. 100 et s'en écarte à peine. Le brouillard a peut-être une légère influence, puisque la moyenne de la morbidité pendant les mois les plus chargés en jours brumeux est de 9,9 p. 100, très peu supérieure à la moyenne générale, 9,4 p. 100. La quantité d'eau tombée influe tout aussi peu L'auteur

a partagé les mois observés en trois groupes :
1° à ceux dans lesquels l'eau tombée a atteint
de 10^{mm},7 (minimum observé) à 68^{mm},7
correspond une morbidité de 9,5 ; 2° la
morbidité atteint 9, 25 pour les mois où la
hauteur d'eau varie de 68^{mm},7 à 126^{mm},6 ;
3° elle redescend à 9,05 pour ceux où la hauteur d'eau va de 126^{mm},6 à 185 millimètres.
(maximum observé). On ne peut tirer aucune
conclusion de ces chiffres, ou elle serait en
faveur des mois où la quantité d'eau tombée
fut la plus forte.

L'auteur s'est, en outre, attaché à rechercher
quelle pourrait être l'influence des conditions
météorologiques sur l'apparition des hémo-
ptysies ; il n'a pu arriver à aucune conclusion
par l'étude de ses observations et déclare
« que la question reste toujours ouverte,
quoiqu'on ne puisse pas complètement se
défendre de croire qu'il y ait des conditions
météorologiques qui occasionnent ce phénomène remarquable ».

Quelle conclusion pratique tirer de tout
ce travail ? C'est que les malades peuvent

être, sans dommage, mis à la cure par tous les temps, qu'il faudra seulement prendre un peu plus de précautions les jours de vent violent. Cette conclusion, qui s'appuie sur le travail du docteur Blumenfeld, est conforme à l'opinion de tous les directeurs des sanatoria que nous avons visités. Pas un ne garde ses malades à la chambre lorsqu'il fait froid, qu'il pleut, qu'il vente ou qu'il neige. Il est même reconnu depuis longtemps dans ces établissements, que les cures d'hiver ne donnent pas de moins bons résultats que les cures d'été.

La cure d'air, pendant le jour, doit commencer aussitôt après le premier déjeuner, c'est-à-dire vers 8 ou 9 heures du matin, et se continuer jusqu'à 10 heures du soir, n'étant interrompue que par le temps passé dans la salle à manger, aux heures de repas. Les malades font ainsi la cure pendant 7, 10 et quelquefois 11 heures, par des froids dépassant souvent en hiver 12° (Dettweiler) ; à Tonsaasen en Norvège, Andvord fait faire la la cure d'air pendant 5, 7 et 9 heures par des froids de 25° (cité par le docteur Knopf). A

Davos, les malades supportent de même très bien des froids de 20°, et restent toute la journée dehors.

Voilà ce qui se passe pendant le jour ; la nuit, la cure d'air va se prolonger par l'aération continue de la chambre, dont on gardera les fenêtres ouvertes. Cette chambre ne contiendra que les meubles strictement indispensables et on y supprimera autant que possible les rideaux et tapis. Une descente de lit et des rideaux de vitrage suffisent à ce point de vue ; ils seront désinfectés, exposés au soleil et nettoyés périodiquement. Les fenêtres seront munies de crochets, pour qu'elles puissent rester ouvertes au degré voulu, sans que le vent les fasse jamais battre.

Celles-ci restent ouvertes pendant toute la journée et ne sont fermées qu'au moment du coucher ou un peu avant, suivant la sensibilité du sujet. Elles sont de nouveau ouvertes quand il est dans son lit. Les malades devront, bien entendu, être habitués graduellement à ce *modus vivendi*. La fenêtre n'est d'abord qu'entr'ouverte, puis on augmente l'ouverture, on soulève les stores qui empêcheraient le libre accès de l'air. Le malade couche donc presque en plein air ; s'il y a du vent, il est parfois bon d'entourer le lit d'un paravent. Le malade passe ainsi sa nuit, puis les fenêtres sont de nouveau fermées pour le lever.

Au début, le malade a quelque répugnance à suivre cette prescription, et il présente au médecin de nombreuses objections. Peu à peu, il se fait à ce nouveau genre de vie, et plus tard, il réclamera l'ouverture de la fenêtre, se réveillant au milieu de la nuit avec une sensation de malaise si, par hasard, on a oublié de l'ouvrir.

Si l'on force les malades à vivre au grand air, il faut pourtant les protéger contre le froid. Le vêtement remplit ce but. Sur leurs chaises longues, les malades sont enveloppés chaudement, les jambes empaquetées dans des couvertures de laine, ou même des fourrures, pendant les grands froids de l'hiver. Quelques malades ajoutent des boules d'eau chaude aux pieds, le long des jambes, mais la plupart s'en passent.

Pendant les promenades, les phtisiques ont soin de toujours emporter, — et la recommandation est plus stricte en été qu'en hiver, — un manteau de laine léger (mac-farlane, plaid, pèlerine, etc.), facile à porter sur le bras et à endosser. Le malade devra s'en couvrir toutes les fois qu'il s'arrêtera sur un banc pour se reposer; il devra, au contraire, être assez légèrement vêtu pendant la marche, pour éviter la sueur.

Il faut se préoccuper aussi de l'habillement proprement dit des malades. Le médecin devra exiger une obéissance absolue au sujet de la flanelle; il faut que tout phtisique ait une couche de laine en contact direct avec le corps. Pour le reste, le choix est laissé au goût des malades; on les surveillera cependant de façon que le vêtement ne soit point trop lourd, trop chaud, trop fatigant à porter, pour éviter la sueur et le refroidissement consécutif. Comme chaussures, M. Sabourin recommande, en hiver, les chaussons de Strasbourg et les sabots.

Pour la nuit, il faut obvier aux refroidissements que le malade pourrait éprouver en se découvrant au cours de son sommeil. On lui recommande de porter un vêtement à manches, vareuse, gilet de laine, camisole, etc. (Sabourin). D'ailleurs, l'aération continue n'empêche nullement le chauffage de la chambre et la température de celle-ci peut, même pendant l'hiver, avec la fenêtre ouverte, ne pas descendre au-dessous de 10 à 12°. Les malades habitués ne se plaignent jamais du froid pendant la nuit. La plupart confondent même aération continue et froid continu. Ils ne pensent qu'à s'endurcir et refusent de laisser chauffer leur chambre. Il faut souvent l'intervention du médecin, et toute la force de ses raisonnements pour arriver à leur faire comprendre qu'on ne cherche point à les acclimater au froid, que le froid ne fait pas partie intégrante de la cure d'air, qu'il n'en est qu'un élément qu'il faut subir, tout comme le vent, la pluie ou la neige, mais contre lequel on a le droit de se défendre, sans s'écarter des principes du traitement.

Nous venons de voir ce qu'est la cure d'air.

S'applique-t-elle à tous les malades? On peut répondre affirmativement, d'une façon générale. Il n'est pas de malade qui doive garder la chambre sans que sa fenêtre soit ouverte. Il n'y a de contre-indication qu'à la cure au dehors, dans les pavillons, et cette contre-indication est un épisode aigu au cours de la maladie, soit une complication (bronchite, pneumonie, pleurésie, etc.), soit une aggravation rapide des lésions tuberculeuses. Les malades ainsi atteints gardent la chambre jusqu'à ce que les phénomènes aigus se soient calmés. Bien entendu, on fait aussi garder la chambre aux moribonds. Tout cela ne peut être décidé que par le médecin traitant, sans que nous puissions donner ici d'indications générales.

Nous ne pouvons clore ce chapitre sans dire un mot des effets de la cure d'air sur le phtisique. Le bien-être qu'il en éprouve est toujours considérable. Le malade sent ses forces renaître comme par enchantement. Sa fièvre disparaît, de même son anorexie, son dégoût pour les aliments; la digestion s'améliore. Pendant la nuit, le sommeil se régularise, les sueurs disparaissent; au matin, le réveil est agréable, la bouche n'est plus sèche, pâteuse, mauvaise. La toux même s'amoindrit, disparaît la nuit. Le malade se décachectise à vue d'œil et le sent. Chez tous, l'impression est la même, ils ne se sont jamais si bien portés. C'est à la cure d'air qu'il faut attribuer la plus grande part de cette amélioration, à laquelle contribuent aussi les autres prescriptions hygiéniques et le nouveau genre de vie auquel se soumet le malade.

CHAPITRE IV

LA CURE DE REPOS.

Le repos n'est que relatif. — Réglementation de l'exercice. — Progression des promenades. — Dangers du surmenage physique. — Le repos intellectuel. — Les distractions. — Dangers des exercices sportifs. — Les phtisiques peuvent fumer. — Le repos moral.

Que faut-il entendre par cure de repos? Nous avons tant parlé de chaises longues que nos lecteurs pourraient croire que le malade doit rester couché pendant la journée tout entière. Il n'en est rien. Nous avons déjà dit pourquoi il fallait que le tuberculeux se reposât : pour dépenser moins. Mais un excès de repos, en ralentissant les échanges organiques, serait aussi préjudiciable qu'un excès d'exercice. Dans ce chapitre, suivant en cela l'exemple du docteur Sabourin, nous exposerons aussi les exercices auxquels devront être soumis les malades. La cure de repos n'est que relative. N'est-ce pas d'ailleurs le sens qu'on donne d'habitude au mot repos? Un médecin qui envoie un malade se reposer à la campagne n'entend pas que celui-ci devra y rester couché, sans rien faire, pendant toute la journée.

Le repos physique n'est pas le seul visé; les médecins demandent aussi le repos intellectuel et j'y ajouterais volontiers le repos moral, peut-être le plus essentiel, et souvent aussi le plus difficile à obtenir.

Pour obtenir le repos physique, le médecin doit défendre au malade de prendre aucun exercice en dehors de ceux qu'il lui prescrit lui-même. Nous ne pouvons ici, pour la pratique courante, donner aucun conseil; les lieux différents, dans lesquels vivent les malades, forcent, pour chacun d'eux, à s'inspirer des circonstances pour leur prescrire les promenades qui leur sont bonnes. Cependant, je crois que chacun acquerra des indications générales utiles en connaissant ce qui se passe dans les sanatoria. Dans ces établissements, le directeur prescrit, pour ainsi dire, chaque jour, et la longueur de la promenade, et la route ou l'allée suivant laquelle elle doit être faite. Il gradue ainsi la longueur et la pente selon les forces du malade. Les allées qui entourent l'établissement, dans le parc ou en dehors de lui, sont faciles à désigner au malade, par le nom des kiosques ou points de vue auxquels ils conduisent, par exemple. Les promenades qu'on y peut faire sont connues, si bien qu'il suffit au médecin de demander à son pensionnaire où il est allé, pour savoir exactement, non seulement le point atteint, mais toute la route faite. Il lui est facile ensuite de donner les indications nécessitées par son état.

Les promenades sont progressives ; très courtes au début, elles finissent, par additions successives, à atteindre 2 heures par jour, quelquefois même, mais très rarement, 3 heures. Dans ce dernier cas, elles sont toujours faites en trois fois. Toute promenade de 3/4 d'heure est regardée comme longue. Je parle en ce moment de la pratique de Falkenstein : je dois ajouter qu'elle n'est pas suivie partout. Dans l'établissement de Brehmer, par exemple, les malades marchent beaucoup plus, font une sorte de cure de terrain pour augmenter l'activité du cœur, tout en ne se fatiguant pas.

L'exercice est une arme à deux tranchants qu'on ne saurait manier avec trop de prudence. Il ne faut guère compter que le malade saura s'arrêter à temps : lui demander pour unique règle de ne pas se fatiguer est illusoire. Il a une tendance à exagérer ses forces, à entreprendre des promenades qui le fatigueront sans qu'il s'en doute. Mieux vaut peut-être exagérer les bienfaits du repos, en dosant sévèrement les exercices.

La progression à suivre a été fort bien exposée par Brehmer et c'est en appliquant ses principes qu'on arrive aux meilleurs résultats. Au début, les malades se promènent sur des allées horizontales, puis sur des allées de pentes diverses sans que pourtant jamais l'ascension devienne trop dure. Ils doivent se reposer le plus possible, bien avant qu'ils se sentent fatigués ou que leur respiration devienne oppressée. « Le malade doit faire justement le contraire de l'homme sain. Celui-ci se repose lorsqu'il est fatigué, tandis qu'il faut que le phtisique se repose, bien qu'il ne le soit pas; il s'assoit uniquement parce qu'on le lui a ordonné, afin qu'il ne puisse se fatiguer. » (Brehmer.) La promenade doit se faire sans but, lentement; c'est une sorte de flânerie tranquille, ne pouvant amener aucune lassitude.

Il faut craindre cette fatigue par-dessus tout. Son moindre inconvénient est de causer de la fièvre à ceux qui n'en ont pas, d'élever celle de ceux qui en ont (Sabourin). C'est parfois cette fièvre qui réglera la durée des promenades, et même leur heure. Mais toute fatigue, tout surmenage peut avoir de plus graves inconvénients. Ecoutons Brehmer :

Un médecin part en voiture pour Heidelberg, revient à pied, rapidement, à cause du mauvais temps. Avant son retour, il a une forte hémoptysie et meurt en 5 jours.

Et Dettweiler :

Une dame gravement malade, avec une phtisie rapide, voit ses lésions s'améliorer, sa fièvre diminuer par son séjour au sanatorium et donne les meilleures perspectives de guérison. Comme l'état de son cœur inspirait des inquiétudes, on lui mesurait très sévèrement ses promenades. Elle veut un jour gagner un point de vue qu'on lui a signalé (elle donne un but à sa promenade). Au bout de 10 minutes, elle revient en sueur, dans un état presque syncopal; son cœur est forcé. Elle se met au lit, la maladie fait des progrès : mort l'année suivante.

On pourrait trouver d'autres exemples, ces deux-là suffisent pour montrer le danger de tout surmenage et combien prudemment les exercices doivent être gradués par le médecin.

Nous ne parlons, comme exercices, que de promenades, c'est, qu'en effet, ce sont les seuls permis. La marche seule assure l'activité fonctionnelle de tout le corps sans qu'il en puisse résulter une fatigue, à la condition, bien entendu, d'éviter tout entraînement sportif. Les exercices des bras auront toujours l'inconvénient de s'effectuer trop près du poumon malade.

Le repos intellectuel est peut-être plus difficile à obtenir que le repos physique. Il faut, dans le début tout au moins, interdire tout travail ; les affaires doivent être abandonnées, le malade ne doit plus songer qu'à sa guérison et tous ses efforts, secondant ceux de son médecin, tendront vers ce but. Tout travail un peu long, tout ce qui demande une attention soutenue, doit être défendu. Les lectures mêmes sont mesurées, ne doivent pas être trop longues; les livres trop passionnants sont interdits aux fébricitants. Le malade peut causer, mais pas trop longtemps, il doit éviter toute discussion un peu vive.

Cependant, repos intellectuel ne veut pas dire ennui, bien que certains médecins prétendent que l'ennui fait partie de la cure. Pour rompre la monotonie du temps, il reste au malade quelques distractions tranquilles, comme le croquet en été ; en hiver, certains médecins permettent le patinage, le tobogging, et en été le tennis. Mais ces jeux sont désapprouvés par le majorité des phtisio-thérapeutes. La passion qu'ils excitent les fait vite dégénérer en exercices violents, redoutés pour les malades. Les dominos, quelquefois les cartes, les échecs, le billard sont permis. Les malades ont encore la ressource des promenades en voiture ou en traîneau, suivant la saison et le climat.

Comme occupation pendant les promenades, on peut recommander aussi la photographie, les herborisations, les collections d'insectes, de papillons, etc. ; ce sont prétexte à flâneries, la meilleure forme de la promenade, comme nous l'avons dit plus haut.

Pour les hommes, fumer est souvent une distraction. On ne les en prive pas, on leur demande seulement de ne fumer qu'en plein air, modérément, de ne pas avaler la fumée et de s'abstenir des cigarettes. On interdit le tabac à ceux qui ne peuvent fumer sans tousser et à ceux qui ont des lésions du pharynx et du larynx.

C'est dans le calme fourni par une vie régulière que les malades cherchent la guérison.

La confiance, l'espérance renaissent peu à peu, apportent avec elles le repos moral à la plupart des phtisiques. Mais, à ce point de vue, c'est le médecin qui a le principal rôle; nous en reparlerons plus loin.

CHAPITRE V

ENDURCISSEMENT ET HYGIÈNE DU CORPS.

La cure d'endurcissement. — La peau doit se déshabituer de suer. — Frictions sèches. — Frictions à l'alcool. — Frictions à l'eau. — L'hydrothérapie proprement dite. — Le drap mouillé. — La douche. — Les bains.

A côté des grandes règles que nous venons d'exposer et qui servent de bases au traitement de la phtisie, il est une foule de pratiques hygiéniques, moins essentielles, mais qui complètent la cure. Ce sont elles que nous aurons en vue dans ce chapitre et le suivant, en parlant de l'endurcissement et de l'hygiène du corps, ainsi que des soins particuliers dont on entoure les voies respiratoires.

Nous avons vu que, tout en laissant le malade à l'air nuit et jour, on prenait la précaution de le protéger en le couvrant. Il est très difficile d'éviter à un malade tout refroidissement; il est beaucoup plus facile de l'endurcir, de lui refaire un organisme à réactions presque normales, se défendant par lui-même contre les intempéries.

Tout le monde tient pour vrai le mot de Peter, qu'on ne s'enrhume pas par son poumon, mais par sa peau ; c'est donc la surface cutanée qu'on s'efforcera d'endurcir. La peau, chez le phtisique, fonctionne très mal, présente des troubles de réaction dès le début de la maladie. Les sueurs, par exemple, existent souvent bien avant qu'aucun symptôme purement pulmonaire se soit montré. Cette perversion d'une des principales fonctions du revêtement cutané, facilitant les refroidissements, cause bronchites sur bronchites, et des aggravations du processus tuberculeux. Il en va tout autrement quand les fonctions de la peau sont normales.

La cure d'air, par elle-même, constitue déjà une excellente méthode d'endurcissement. Les malades qui y sont soumis ont rarement des bronchites, quel que soit le temps. Cela ne suffit point. Le malade sue trop facilement;

au moindre effort, pour un mouvement rapide, il est en moiteur ; la sueur apparaît et avec elle tous les dangers du refroidissement. Il faut absolument que le phtisique ne sue plus ; il faut, suivant l'expression de Dettweiler, que sa peau se déshabitue de suer.

La marche lente, les repos fréquents peuvent éviter ce phénomène, mais il survient parfois, malgré toutes les précautions. Aussitôt, le malade doit rentrer dans sa chambre, là se frictionner vigoureusement avec un linge sec et rude, jusqu'à ce qu'il éprouve une sensation de chaleur et que sa peau rougisse. Les inconvénients de la sueur sont ainsi évités.

L'endurcissement de la peau s'obtient surtout par la méthode que nous allons décrire et qui est bien régulièrement suivie dans les sanatoria. Elle consiste en des frictions quotidiennes remplacées au bout de quelque temps par diverses pratiques hydrothérapiques.

Au début, le malade est frictionné chaque matin dans son lit au moyen d'un drap sec à gros grains. La friction est faite d'abord sur les jambes, puis sur la poitrine; on s'arrange de façon que le corps du malade ne soit jamais complètement découvert.

Au bout de 15 jours, les frictions sont faites au gant de crin, imbibé d'abord d'alcool, puis d'alcool coupé d'eau, enfin d'eau pure. Après un mois et demi à 2 mois, quelquefois avant, on commence l'hydrothérapie. Ce sont d'abord des enveloppements dans un drap mouillé; on arrive à la fin à la douche froide de 4 à 5 secondes.

Cette pratique généralement adoptée, doit être très individualisée. Tous les malades n'arrivent pas forcément à prendre des douches, et cela ne les empêche pas de guérir. La douche est le terme ultime de l'endurcissement, mais c'est une arme dangereuse qu'il faut manier avec la plus grande prudence. Si à Gœrbersdorf (Brehmer et Römpler) on envoie facilement les malades à la douche, il n'en est pas de même ailleurs. La plupart des médecins que nous avons vus ne l'ordonnent qu'aux malades guéris ou à ceux qui no présentent que quelques symptômes d'une tuberculose pulmonaire tout à fait au début. Bien entendu, la douche est toujours donnée sous la surveillance directe du médecin.

Les bains ne font point partie de la thérapeutique, ils ne sont qu'une mesure d'hygiène générale. Ils sont courts, une dizaine de minutes, pas trop chauds, et ordinairement suivis soit d'affusions froides, soit de vigoureuses frictions.

Il va sans dire que ni les fébricitants, ni les malades trop affaiblis ne participent à cette méthode d'endurcissement. Pour eux, il faut se contenter de les protéger contre le froid.

CHAPITRE VI

HYGIÈNE DES VOIES AÉRIENNES. — EXER-OICES RESPIRATOIRES. — DISCIPLINE DE LA TOUX.

Comment doit-on respirer? — Importance de la respiration nasale. — Rôle du nez. — Les exercices respiratoires. — Inspirations profondes. — Leurs inconvénients. — Gymnastique respiratoire proprement dite. — Discipline de la toux. — Toux utile et toux inutile.

Le phtisique doit apprendre à respirer, car il dilate d'ordinaire très mal son poumon, l'air n'arrivant pour ainsi dire jamais à pénétrer au sommet de cet organe. Aussi est-il bon de donner quelques conseils à ce propos.

Tout d'abord, le phtisique devra s'habituer à respirer exclusivement par le nez. Cette pratique est d'une utilité incontestée; l'air, en passant par les fosses nasales, s'humidifie et s'échauffe avant d'aborder les premières voies de l'arbre aérien. De plus, en parcourant les méandres des fosses nasales, il se débarrasse de la plus grande partie des poussières et des micro-organismes qu'il peut contenir, ce qui est important pour le tuberculeux. Hildebrand montrait en effet, en 1888, que l'air qui a traversé les fosses nasales ne contient plus de germes quand il arrive à la trachée. Des expériences plus récentes ont vérifié que le mucus trachéal est stérile et que l'air se débarrassait de ses poussières et germes dans les voies aériennes supérieures. Les expériences de Wurtz et Lermoyez viennent donner la raison de cette stérilisation, en montrant que le mucus nasal normal est bactéricide. On comprend dès lors les efforts faits pour maintenir l'intégrité des voies respiratoires supérieures, l'emploi de la poudre d'acide borique (Sabourin), des douches nasales, de l'inhalateur nasal (Allemagne). Ce dernier appareil est constitué par deux petits tubes en aluminium qu'une lame du même métal réunit en fer à cheval. Des rouleaux de papier buvard, imprégnés de substances médicamenteuses (en particulier d'une solution alcoolique de menthol) sont introduits dans les deux tubes qui sont eux-mêmes enfoncés dans les fosses nasales. On cherche aussi, pour permettre la respiration nasale, à obtenir la perméabilité du nez en traitant, suivant les indications qui peuvent se présenter, les tumeurs adénoïdes ou polypeuses, ou les malformations de la charpente osseuse et cartilagineuse.

A propos des exercices respiratoires, nous allons rencontrer bien des divergences d'opinion. Le docteur Dettweiler recommande, pendant les promenades, de « s'arrêter tous les 100 ou les 150 pas pour faire, par le nez, 5 ou 6 inspirations profondes; sur la chaise longue, d'en faire 10 ou 12 toutes les 8 ou 10 minutes. » Grâce à ces manœuvres, le poumon se dilate bien et le malade, peu à peu, prend ainsi l'habitude de faire pénétrer l'air dans toutes les parties de l'organe. M. Sabourin recommande de faire ces exercices respiratoires de bas en haut, « c'est-à-dire en amplifiant d'abord les régions inférieures et moyennes du thorax pour ne dilater et élever la partie supérieure de la poitrine qu'à la fin de l'inspiration ». Les ascensions lentes et bien graduées forcent aussi le poumon à se dilater. L'expiration se fait indifféremment par la bouche ou le nez, bien complète.

Mais les exercices respiratoires ne sont pas estimés au même degré par tous les phtisio-thérapeutes. Brehmer s'élevait même contre les inspirations profondes que nous venons de décrire, et qui sont généralement adoptées. Le poumon étant l'organe malade, il ne faut point le troubler, lui faire faire plus qu'il ne peut produire physiologiquement; il vaut mieux le laisser reposer. Peut-être même la gymnastique pulmonaire peut-elle apporter des désordres au milieu des tissus en voie de destruction et par conséquent friables (Penzoldt), ou déchirer des cicatrices peu solides. Enfin Bäumler craint que, dans les inspirations trop profondes, des particules de foyers malades, se détachant, puissent aller infecter les parties saines du poumon.

D'autres phtisio-thérapeutes, au contraire,

font faire une vraie gymnastique à laquelle concourent les bras, et parfois même des appareils gymnastiques spéciaux. Pourtant, je dois dire que si l'on rencontre ces appareils dans les sanatoria, ils sont plutôt destinés, et encore d'une façon très prudente, à des malades bien guéris ou, d'une façon préventive, à des individus à poitrine mal développée et soupçonnés de tuberculose, plutôt que tuberculeux véritablement.

Il va sans dire que tout phtisique tousse et crache, mais, en général, il tousse et s'efforce à cracher hors de propos. Il faut qu'il apprenne à discipliner sa toux. Ce qu'on appelle la toux sèche, non suivie d'expectoration, doit disparaître et elle disparaît en réalité. Cette disparition n'est pas un des résultats les moins remarquables obtenus par l'autorité et l'influence morales du médecin.

Le phtisique apprend à ne pas obéir de suite au moindre picotement ressenti au fond de la gorge : « Il ne faut pas plus tousser, qu'on ne se gratte en société à la moindre démangeaison, » dit Dettweiler. Le résultat lui donne raison. Au début, le malade s'observe rigoureusement pour perdre l'habitude de tousser, puis peu à peu cela lui devient naturel. Il arrive à tousser sans quinte, par une simple secousse, quand il a besoin d'expulser un crachat. Cette discipline de la toux, qui semble difficile tout d'abord, s'obtient en définitive assez vite. Dans les sanatoria, elle est de règle ; aussi les directeurs, quand ils font déjeuner leurs visiteurs dans des salles où sont réunis quelquefois 150 à 200 malades, mettent-ils une certaine coquetterie à leur faire remarquer qu'ils n'ont entendu qu'une ou deux quintes, ou parfois rien du tout, pendant le repas. Si la volonté du malade ne peut empêcher la toux, une gorgée d'eau froide suffit souvent pour calmer l'irritation et juguler la quinte ; on emploie aussi parfois des pilules de codéine dans le même but, mais très rarement. Il faut, bien entendu, excepter les malades atteints de lésions laryngées, qui ne peuvent, aussi bien que les autres, commander à leur toux.

Cette discipline présente de sérieux avan-

tages. Elle rend d'abord possible la réunion
d'un grand nombre de tuberculeux ; elle
évite l'épuisement qui suit souvent les grandes
quintes, qui laissent le phtisique sans forces
sur sa chaise. De plus, pour beaucoup de
malades, au moment des repas, éviter la
quinte, la supprimer par un effort de volonté,
c'est souvent du même coup éviter les vomis-
sements qui les empêchent de prendre toute
nourriture.

CHAPITRE VII

TRAITEMENT PHARMACEUTIQUE
ET SYMPTOMATIQUE.

Les médicaments antituberculeux. — Traitement moral
de l'hémoptysie. — L'hémoptysie est un incident plutôt
qu'un accident de la phtisie. — La fièvre. — Comment
et quand doit-on prendre sa température ? — Influence
de la cure d'air sur la fièvre. — Les sueurs nocturnes.
— L'insomnie.

Nous serons assez brefs à ce sujet, bien que
la liste des médicaments dirigés contre la
phtisie soit longue. Si nous n'avons pas
encore écrit les noms de créosote, gaïacol,
arsenic et autres, c'est qu'on peut fort bien
se passer de ces produits lorsqu'on suit le
traitement que nous venons d'indiquer. Mais
il s'agit là du traitement général de la phtisie
pulmonaire et c'est à chaque médecin à
déterminer s'il juge bon ou mauvais de se
servir de ces médicaments. Leur emploi
dépend de lui seul.

Quand il s'agit du traitement symptomatique, il en va de même ; les indications qui
poussent le médecin à recourir à l'arsenal
pharmaceutique ne sont appréciables que
pour chaque cas particulier et on ne peut
guère, surtout dans un livre destiné au
public, comme celui-ci, donner de conseils
généraux. Il est pourtant un certain nombre
de complications, si communes dans le cours
de la phtisie pulmonaire, que nous ne pouvons
nous dispenser d'en parler : ce sont l'hémoptysie, la fièvre, l'insomnie, les sueurs
nocturnes. Et encore n'en voulons-nous parler
que parce que ces incidents de la maladie
peuvent prêter à des considérations encore
peu répandues dans le public et qu'il lui est
utile de connaître pour ne pas gêner l'action
du médecin.

Nous n'avons pas l'intention de parler de
la médication même de l'hémoptysie, mais
de son traitement pour ainsi dire moral. Tout
malade qui a une hémoptysie doit garder le
lit ; la durée du repos au lit est plus ou moins
longue suivant la gravité et la persistance

de l'hémorrhagie et aussi suivant le médecin. En même temps que le repos au lit, on prescrit divers médicaments parmi lesquels l'opium tient la première place. Tout cela fait partie du traitement ordinaire, mais au point de vue psychique, le malade doit être tout autrement soigné qu'il ne l'est d'habitude.

En attendant le médecin, prévenu immédiatement, le malade doit être entouré de soins aussi calmes que possible. Il est inutile pour lui de voir autour de son lit une famille éplorée, levant les bras au ciel et perdant la tête. Il faut prévenir les malades, par avance, que l'hémoptysie n'est même pas un accident, mais plutôt un incident de la maladie. S'il était dans un sanatorium, le tuberculeux l'aurait vu survenir fréquemment autour de lui, et presque toujours sans qu'il en soit résulté un dommage grave. Ses compagnons s'en sont ordinairement tirés par quelques jours de repos au lit, une cure plus sévère ; la marche vers la guérison n'a pas été entravée.

C'est ce qui arrive presque toujours et on peut affirmer que l'hémoptysie n'est pas, par elle-même, d'un pronostic défavorable, dans la majorité des cas. Le docteur Wolff même, à Reiboldsgrün, a soin de prévenir ses malades qu'ils pourront avoir une hémoptysie, que celle-ci fait pour ainsi dire partie de l'évolution de la maladie. Cette pratique excellente a pour résultat d'assurer le calme au malade, si cet accident survient.

Il faut nous occuper maintenant d'un des plus grands ennemis des phtisiques : la fièvre. Ce symptôme doit être la préoccupation constante du médecin comme du malade, et l'un et l'autre doivent faire tous leurs efforts pour le dépister. Les malades posséderont un thermomètre à maximum et prendront leur température plusieurs fois par jour, au lever, à midi, à 5 heures, au coucher. Ils inscriront les résultats quand leur température dépasse la normale, c'est-à-dire 37° ou 37°,2. La température, pour plus de commodité, sera prise dans la bouche du malade. Le réservoir du thermomètre est placé sous la langue, la bouche fermée, les lèvres serrées ; pendant les quelques minutes nécessaires pour que la colonne de mercure arrive au maximum, le malade ne souffle mot et respire tranquillement par le nez. Certes, cette prise de température n'est pas parfaite et ne pourrait servir pour des expériences physiologiques (Dettweiler), mais elle est très commode puisqu'elle peut se faire sur la chaise longue.

La température, mesurée si souvent, permet de dépister la moindre apparence de fièvre. Que va-t-on faire contre elle? La règle unique est simple : aussitôt que le température dépasse 37°,5 le malade va se coucher et prévient le médecin. Si cette légère élévation de température s'accompagne de malaises, de frissons, quelques médecins font suer le malade pendant deux heures : cette suée est suivie d'une vigoureuse friction. Tant que la température n'aura pas atteint la normale, le malade sera maintenu à la chambre ou même au lit.

Nous venons d'indiquer une mesure générale, c'est dire qu'il y a de nombreuses exceptions. La fièvre, chez les tuberculeux, n'est point une en effet ; elle a des causes

13.

diverses, difficiles à dégager et qui, dans la
pratique, ne peuvent être attaquées directement. Ce qu'on appelle la fièvre tuberculeuse
est un produit hybride qui peut fort bien être
dû au seul bacille tuberculeux ou à ses
produits, mais qui a, le plus souvent, pour
origine une infection mixte, due aux associa-
tions microbiennes qui se partagent le
poumon avec le bacille de Koch. Cette fièvre
tuberculeuse, variable comme forme, marche, durée, intensité, ne peut être efficacement
combattue, de l'avis des phtisio-thérapeutes,
par aucun médicament. On la voit pourtant,
dans la plupart des cas, céder peu à peu,
mais uniquement sous l'influence du traitement général. Qu'en conclure? C'est que,
causée par les lésions pulmonaires, elle disparaît en même temps que ces mêmes lésions
s'améliorent sous l'influence de la cure. Il ne
faut donc point toujours priver les tuberculeux
qui en sont victimes des bienfaits de la cure
d'air; il suffit de prendre plus de précautions
pour les alimenter, de les maintenir un peu
plus à la chambre. Ils finissent, malgré leur

température, par pouvoir faire la cure d'air au dehors. Chose merveilleuse, tout en restant fébricitants, ils ne sont plus incommodés par la fièvre, quelques-uns même conservent un bon appétit.

N'emploie-t-on donc contre la fièvre aucun médicament? Si, chaque médecin a un remède préféré, antipyrine, antifébrine, phénacétine, etc., et les malades peuvent en prendre quelques doses quand leur température subit une ascension anormale. En administrant ces médicaments, les médecins cherchent non point à combattre la fièvre, contre laquelle ils se sentent à peu près impuissants, mais les désagréments qu'elle apporte avec elle, en particulier cette sensation de malaise qui parfois peut aller jusqu'à la disparition de l'appétit.

Quant à la fièvre de surmenage, si bien analysée par M. Sabourin, on ne la connaît que trop chez les phtisiques. Elle survient chez tout malade qui a éprouvé une fatigue ou excitation quelconque dans le courant de la journée ; la température monte quelquefois très haut pour redescendre à la normale, souvent dès le lendemain. Dans les sanatoria, elle existe chez presque tous les nouveaux arrivants, fatigués par le voyage ; Penzoldt l'a trouvée chez tous les tuberculeux après une promenade. Cette fièvre disparaît rapidement sous l'influence du repos absolu.

Mais la fièvre des tuberculeux ne s'en tient pas à ces deux modalités. Survenant après une longue période de calme, elle peut être l'indice d'une aggravation du processus, d'une suppuration éliminatrice (Sabourin) ou d'un accident aigu intercurrent. Toutes ces causes de fièvre existent chez tous les tuberculeux, mais elles sont moins sensibles chez les phtisiques qui suivent la cure hygiénique. Dans tous ces cas, le malade garde le lit et les médecins lui appliquent telle médication symptomatique indiquée par chaque fait particulier. Comme nous l'avons déjà expliqué, la cure d'air n'en continuera pas moins, malgré que le malade garde la chambre, les fenêtres restant toujours ouvertes.

Les sueurs nocturnes peuvent aussi céder,

pour ainsi dire, sans traitement. Elles disparaissent généralement très vite après l'établissement de la cure à l'air libre. La fenêtre ouverte pendant la nuit suffit souvent pour faire s'évanouir ce symptôme fâcheux, qui incommode tant les phtisiques. S'il ne disparaît pas complètement, il cède, la plupart du temps, si l'on prend le soir, suivant les conseils de Dettweiler et de Brehmer, un verre de lait additionné de quelques cuillerées à café de cognac. Ajoutons que les frictions et l'hydrothérapie, en activant les fonctions de la peau, contribuent aussi à obtenir le résultat cherché. On peut employer dans les cas rebelles des médicaments tels que l'atropine, l'agaricine, le tellurate de soude, le sulfonal, etc.

De même, le traitement à l'air libre fait souvent cesser l'insomnie, par la sédation particulière qu'il produit. Ajoutons aussi que la discipline de la toux, sa diminution, qui succède toujours aux premiers jours de traitement, la disparition des sueurs nocturnes aident le malade à retrouver le sommeil perdu. Si l'insomnie persiste, on conseille des repas légers le soir, l'abstention de toute boisson alcoolique, les bromures combinés (en Allemagne sous la forme de Bromwasser gazeuse), l'opium qui agira, plutôt en calmant la toux, qu'en vertu de sa « propriété dormitive ». (Sabourin).

CHAPITRE VIII

ÉDUCATION DU MALADE. — ROLE DU MÉDECIN.

Le malade doit apprendre qu'il est phtisique. — Éducation technique du tuberculeux. — L'obéissance au médecin doit être absolue. — Examen psychique du phtisique. — Le repos moral. — Rôle du médecin.

Jusqu'à présent, nous n'avons pas parlé du rôle du médecin. Les règles multiples du traitement hygiénique-diététique nous ont bien laissé entrevoir l'intervention continuelle du médecin dans la vie du phtisique, mais c'est à lui aussi qu'incombe le rôle d'éducateur vis-à-vis de son malade.

L'éducation du phtisique est la partie du traitement qui réclame le plus la patience, le tact, l'énergie et l'autorité du praticien. Tous les phtisio-thérapeutes reconnaissent en effet qu'on ne peut espérer la guérison d'un

tuberculeux si lui-même n'est pas en partie
son propre médecin, s'il ne collabore pas à
l'œuvre entreprise par celui qui le soigne. Il
va donc falloir l'initier à sa maladie, lui
montrer les dangers qui l'entourent et aussi
toutes les chances de guérison qu'il peut
avoir. Grâce à cette explication, le médecin
peut espérer voir ses malades suivre les prescriptions sévères exigées par la prophylaxie
de la tuberculose, en même temps qu'exécuter
dans tous ses détails le traitement long et
monotone que nous venons d'exposer.

Le médecin d'un tuberculeux, après un
examen approfondi, doit donner au malade
une vue d'ensemble, aux traits estompés, sur
l'état de son affection. Il doit lui annoncer
tout d'abord qu'il est tuberculeux, s'il ne le
sait déjà. Il est en effet de toute nécessité
que le malade soit instruit de l'existence du
terrible ennemi qu'il porte en lui-même. Le
médecin peut entrer même parfois dans plus
de détails, expliquer l'existence du bacille,
sa présence dans les crachats, la salive, etc.,
le montrer même sur une préparation

microscopique. Après avoir ainsi fait quelque peu l'éducation du malade, il lui montrera la nécessité de se soumettre aux règles prophylactiques, pour préserver son entourage contre l'infection ou lui-même contre une réinfection éventuelle. Il lui fera voir aussi la guérison non pas assurée, mais probable, et lui citera l'exemple des nombreux phtisiques guéris. C'est ainsi que l'on procède dans les sanatoria et chacun s'en trouve bien.

Pour faire obéir le phtisique, il n'y a ordinairement pas besoin de longs discours, lorsqu'il est instruit de la nature de son mal. Les termes de phtisie et de tuberculose ont, dans le public, un assez mauvais renom pour que chacun s'empresse de mettre en œuvre tous les moyens qu'on lui indique pour échapper à la terrible maladie.

Les moyens employés pour obtenir l'obéissance varient naturellement avec chaque médecin. Les uns agissent par le raisonnement et la patience, c'est la majorité ; d'autres font montre d'une sévérité extrême, no laissant aucune liberté à leurs malades, les surveillant de près et ne leur permettant aucune infraction au règlement. Les uns et les autres réussissent. Non seulement ils arrivent à être obéis, mais à être vénérés par leurs malades. Il suffit de causer quelque peu avec les pensionnaires d'un sanatorium pour se rendre compte de cet état d'âme particulier.

Nous venons de voir que le médecin instruit le malade de son état, mais jusqu'à quel point? Dit-il la vérité au malheureux arrivé à la dernière période de la maladie, à celui qui n'a plus aucun espoir de guérison? Certes non. Il ne la dira peut-être pas tout entière à celui qui ne présente que quelques chances de guérison. Il doit être psychologue en même temps que médecin et pouvoir distinguer ce qu'il doit révéler et ce qu'il doit cacher. Il ne traitera pas de la même façon les ignorants et les gens instruits; il usera de ménagements vis-à-vis de ceux qu'il sent faibles et peu courageux.

Cet examen psychique du malade n'est

point facile à faire et ne peut être rapide, aussi le médecin doit-il souvent doser ses révélations jusqu'à ce qu'il connaisse mieux le caractère de son client. Il faut qu'il arrive à le pénétrer à fond, et, pour cela, ne doit négliger aucun détail d'observation. Le Dr Dettweiler cite toujours à ce propos l'exemple d'un malade qui se préoccupait vivement de l'absence d'un bouton de chemise pendant qu'on lui faisait les observations les plus sérieuses sur sa maladie. Il est bien certain que dans ce cas, lorsque l'insouciance du malade est extrême, le médecin est obligé d'insister d'une façon toute particulière. Il n'en fera jamais trop pour attirer et retenir l'attention de son client. Dans ce cas, la sévérité et les ordres sans discussion font merveille.

Le rôle moral du médecin ne se borne pas à l'éducation du malade. Il doit pénétrer dans son intimité et sa confiance. Aussi, dans les sanatoria, voit-on les médecins vivre en contact permanent avec leurs hôtes. Ils mangent avec eux, se mêlent à eux, vont les visiter à maintes reprises dans la journée, au moment où ils font leur cure. Pendant les promenades, on trouve à chaque instant le médecin. Cette présence continue ne pèse nullement au malade, car le médecin pendant ces rencontres multiples n'est plus qu'un homme se plaisant à la conversation de ceux qu'il aborde. Son influence s'en accroît, à la confiance au praticien se joint la confiance en l'homme.

Le phtisique, même le plus intelligent, reste toujours un grand enfant, d'une insouciance extrême. Il faut lui laisser quelque liberté pour ne pas le pousser à la révolte; il faut aussi le surveiller de très près pour le remettre dans le droit chemin quand il s'en écarte. Ayant une tendance à s'exagérer ses propres forces, il se surmènera aussitôt qu'il sentira son état général redevenir passable. La comparaison favorable qu'il fait avec son état précédent, le pousse toujours à se croire en meilleure santé qu'il n'est en réalité. Le médecin doit constamment être là pour s'opposer aux écarts qui compromettraient la cure.

Il doit tantôt jeter de l'eau froide sur l'enthousiasme de son malade, tantôt au contraire le réchauffer. Il entreprend une bataille perpétuelle avec l'état d'âme de ses clients, pour le maintenir au juste niveau, nécessaire à la réussite de la cure. Il faut au phtisique un repos moral ou psychique, comme il lui faut un repos intellectuel et physique; ce repos est assez difficile à obtenir. L'éloignement des affaires, des occupations, excellent en principe pour le repos intellectuel, peut parfois engendrer une mélancolie et une tristesse très préjudiciables. L'état général s'en ressent, le malade périclite; c'est au médecin à juger la situation, c'est à lui de savoir faire reprendre le travail à son malade dans la limite où il peut lui être utile.

Nous n'avons pu que tracer une esquisse du rôle du médecin de tuberculeux et en particulier du rôle du directeur d'un sanatorium.

Elle n'est point parfaite, nous voulions seulement indiquer toute l'importance que nous attachons à la personnalité du médecin traitant. C'est lui, bien mieux que le confort des bâtiments et les avantages de l'emplacement, qui fait la valeur d'un sanatorium.

CHAPITRE IX

LA JOURNÉE D'UN PHTISIQUE

La journée d'un phtisique bien portant. — Le lever. —
Partage du jour en repas, promenades et cure de repos.
— Le coucher.

J'ai fini d'exposer le traitement hygiénique
de la tuberculose. Il semble assez simple ;
mais, qu'on ne s'y trompe pas, il demande,
pour être convenablement appliqué, toute la
patience et la persévérance du malade comme
celles du médecin. Le lecteur pouvant se
trouver quelque peu perdu au milieu des nombreuses prescriptions que j'ai exposées, je
vais résumer en un court chapitre les principales indications du traitement. Je le ferai
en montrant la journée d'un phtisique assez
peu malade, ou déjà en voie de guérison par
suite du traitement. On voit de suite combien
artificielle est cette conception, combien elle

répond peu à la vérité. En réalité chaque malade doit être soigné pour lui-même et pour chaque malade il faut faire une prescription spéciale. Je crois cependant qu'on pourra tirer quelques indications d'une règle de conduite générale.

Le lever se fait entre 7 heures et 8 heures. Encore au lit, le phtisique reçoit une friction sur tout le corps au gant de crin, soit sèche, soit à l'alcool ou à l'eau. S'il est plus valide, la friction est remplacée par un enveloppement dans le drap mouillé, un tub ou une douche, suivis d'une friction sèche. Ces différents moyens d'endurcissement sont ordonnés par le médecin suivant l'état général de son malade.

A 8 heures se place le premier déjeuner, mais plus complet qu'on ne le fait d'habitude. Deux œufs crus ou très peu cuits en formeront le fond. Un peu de viande crue et de beurre pour ceux qui ont un bon appétit, quelques viandes froides au besoin. Comme boisson, un demi-litre de lait ou une tasse de thé très léger.

De 8 heures et demie à 9 heures et demie, promenade à pas très lents, sans but. Cette flânerie se fera sur des sentiers plats ou un peu montants suivant l'ordonnance du médecin. Avoir bien soin de ne pas suer, de s'arrêter souvent et de s'asseoir pour se reposer. Faire tous les cent pas deux ou trois grandes inspirations, ne pas causer et avoir soin, autant que possible, de ne pas marcher contre le vent. Pour éviter le vent, choisir une promenade en forêt; s'il fait grand soleil, se munir d'un parasol.

De 9 heures et demie à midi, cure de repos sur la chaise longue. Pendant la cure, le malade peut lire, écrire, travailler un peu.

De midi à 2 heures, repas suivi d'une courte promenade, d'une partie de billard ou d'une distraction quelconque, tel que le tir, une partie de croquet, etc. Le repas consistera en : hors-d'œuvre, deux ou trois plats de viande ou poisson, légumes, dessert, café ; comme boisson, un demi-litre de lait ou de l'eau, un verre de vin pur si le malade le désire. Après lo repas, on peut autoriser les malades qui en ont l'habitude à fumer un cigare ou une pipe, mais pas de cigarettes.

De 2 heures à 4 heures, cure d'air sur la chaise longue. Ne pas oublier de faire de temps à autre de profondes inspirations pour ventiler tout le poumon.

De 4 heures à 5 heures, promenade comme le matin. Les malades qui ont peu d'appétit pourront se permettre d'avaler soit un œuf, soit un peu de viande crue; ceux qui mangent bien aux repas peuvent s'en dispenser.

De 5 heures à 7 heures, cure d'air sur la chaise longue.

De 7 heures à 8 heures, dîner composé à peu près comme le déjeuner: soupe, deux plats de viande, légumes, salades. Comme boisson, un demi-litre de lait ou de l'eau. Il est inutile de prendre du vin ou une boisson alcoolique quelconque au repas du soir. Disons pourtant que la bière prise en petite quantité semble prédisposer au sommeil.

De 8 heures à 10 heures, cure d'air

dans les galeries jusqu'au moment du coucher, qui ne doit pas être plus tardif que 10 heures.

Le malade entre alors dans sa chambre dont les fenêtres sont restées ouvertes toute la journée, mais qui auront été fermées une heure environ avant son coucher, si la température est rigoureuse. En hiver, il y aura du feu dans la chambre. Les fenêtres sont ouvertes de nouveau quand le malade est dans son lit. Au matin, une heure avant le lever du malade, elles doivent être fermées; à ce moment, le feu sera ranimé ou rallumé, en hiver. Puis la journée commencera telle que nous venons de la décrire.

Tel est le schéma sur lequel il est bon de modeler la vie d'un phtisique. S'il est très malade, on prendra plus de précautions; s'il va mieux, on lui laissera un peu plus la bride sur le cou; mais ces changements ne peuvent être faits que sous le contrôle du médecin traitant. Lui seul est juge du moment où le tuberculeux peut être rendu à la vie commune.

QUATRIÈME PARTIE

LES SANATORIA.

14.

CHAPITRE PREMIER

LES SANATORIA. — LEUR EMPLACEMENT.

Qu'est-ce qu'un sanatorium ? — La question de l'altitude. — L'altitude et les microbes. — Isolement relatif des sanatoria. — La pureté de l'air. — Influence néfaste du vent. — Recherche de la protection contre le vent. — Avantages du voisinage des forêts. — Perméabilité du sol.

Ce nom est revenu bien souvent sous notre plume pendant tout ce livre. C'est en effet dans ces établissements qu'a pris naissance le traitement que nous avons exposé, c'est là qu'il a été réglementé de façon que chacun pût l'appliquer. Jusqu'à présent nous avons exposé le traitement du phtisique en supposant qu'il reste chez lui. C'est là presque un pis aller. Certes on peut soigner et guérir un phtisique chez lui, mais il y faut toute la persévérance du médecin, et encore ne sera-t-il pas maître des écarts de

régime faits par son client lorsqu'il a le dos
tourné. Au contraire, il n'en sera plus de
même si le malade veut se soumettre à la
discipline d'un établissement où toutes les
règles hygiéniques sont observées pour son
bien-être, où tout se trouve réuni pour con-
courir à sa guérison. Si la situation du
malade ne permet pas un séjour long et coû-
teux au sanatorium, on ne saurait trop lui
conseiller de faire un sacrifice pour y passer
quelques mois. Il y apprendra à se soigner,
à éviter tout ce qui peut lui être nuisible, à
faire tout ce qui peut le guérir. Revenu chez
lui, il saura vivre comme il l'a fait au sanatorium, et secondera ainsi puissamment le
médecin auquel il se confiera.

Les sanatoria sont situés aux altitudes les
plus diverses, entre 150 mètres au-dessus du
niveau de la mer (Rehburg) et 1856 mètres
(Arosa). On en pourrait même trouver plus
bas encore, puisque l'organisation de la ville
d'hiver d'Arcachon, située au niveau de la
mer, la rapproche beaucoup d'un sanatorium.
Mais nous ne voulons pas étendre ce terme

à toutes les stations où l'on traite les phtisiques par la cure d'air combinée à la suralimentation ; nous ne considérons que l'altitude occupée par les établissements clos proprement dits, où le malade se trouve complètement dans la main du médecin.

Comme dans tous ces établissements, nombreux surtout en Allemagne et à l'étranger, les succès obtenus, quelle que soit l'altitude de la station, sont, à peu de choses près, identiques, il semble que, du même coup, la question de l'altitude, comme agent curateur de la phtisie, soit résolue. Il ne s'agit point, pour guérir, d'aller chercher un air raréfié ou les propriétés particulières de l'atmosphère des hautes montagnes, il s'agit de vivre à l'air libre, dans les meilleures conditions hygiéniques, en même temps que de se soumettre à une abondante alimentation.

Cette idée répond à la tendance actuelle ; les auteurs qui ont écrit récemment sur la phtisie n'accordent au climat qu'un intérêt tout secondaire. Il ne faudrait point clore le procès aussi facilement. M. le professeur

Jaccoud a magistralement exposé les effets physiologiques de cet important agent thérapeutique ; il en a donné les indications et contre-indications et tout récemment la thèse de M. Radovici montrait, qu'au point de vue de la formation des globules du sang, l'altitude ne laisse pas que d'avoir une action assez nette.

Il ne faut point faire de l'altitude un spécifique, mais le climat de montagne peut être un heureux auxiliaire, ajoutant ses effets bienfaisants à ceux du traitement hygiénique. Ce qu'il faut bien dire aussi, c'est que, si les sanatoria sont établis dans les climats les plus variés, certains de ces climats peuvent rendre singulièrement plus facile et agréable la cure à l'air libre. C'est le cas pour nos côtes méditerranéennes et océaniennes, grâce à leur température hivernale assez élevée ; c'est aussi le cas pour les hautes montagnes, grâce à leur air pur et sec, leur insolation particulière, le calme habituel de leur atmosphère après la chute des neiges. Mais partout ailleurs, du moment où des installations spéciales, que nous décrirons, permettent aux malades de se tenir à l'air libre pendant les plus mauvais temps, la cure d'air peut se faire et les résultats obtenus ne sont point inférieurs à ceux qui appartiennent à des climats plus favorisés.

L'altitude présente un avantage très réel si l'on envisage la présence des microbes dans l'air. Il ne s'agit point tant pour le tuberculeux de fuir le bacille de Koch qu'il porte en lui, que les germes pathogènes capables de provoquer des accidents secondaires redoutables de suppuration et de septicémie. A ce point de vue, l'air des hautes montagnes jouit d'une pureté remarquable, puisque, à une altitude variant de 2.000 à 4.000 mètres, on ne trouve plus de bactéries dans un décimètre cube d'air et qu'à 560 mètres on n'en trouve que 8 (lac de Thoune) au lieu des 55.000 qui habitent à Paris dans la rue de Rivoli.

A côté de ces avantages, la montagne a quelques inconvénients. Tous les phtisiques ne peuvent supporter le climat d'altitude;

M. le professeur Jaccoud a pris soin de nous montrer ses contre-indications tirées soit de l'état général du malade (faiblesse du cœur, neurasthénie, emphysème), soit de la forme même de la phtisie (forme pneumonique, forme à réaction vive). D'autres, comme les anémiques, s'y acclimatent difficilement. Enfin, certains malades, après s'être soignés dans un sanatorium d'altitude, ne peuvent plus redescendre dans la plaine pour y reprendre leurs occupations sans éprouver quelque accident, une hémoptysie, par exemple. Ceux-là sont forcés de s'arrêter dans des stations d'altitude moyenne avant de revenir à leurs anciennes habitudes.

Cette question n'a pas une importance capitale pour les malades riches qui peuvent consacrer à leur santé le temps et l'argent nécessaires ; on peut, pour eux, choisir le climat qui convient le mieux. Il en va tout autrement quand on envisage la question au point de vue des tuberculeux indigents, qui composent la plus grande partie des phtisiques. Il devient difficile d'envoyer un malade

dans un sanatorium d'altitude, si l'on croit
qu'à sa sortie, il ne pourra point reprendre
ses occupations, sans passer par une nouvelle
période de repos, dispendieuse pour lui comme
pour la société ; de plus, le sanatorium d'altitude ayant ses contre-indications, certains
malades se verront sûrement privés de ses
bienfaits. Aussi, en considérant les résultats
obtenus par les différents sanatoria dont l'un
d'eux, peut-être le plus célèbre, celui de Falkenstein, situé à 400 mètres au-dessus du
niveau de la mer, ne participe en aucune
façon du climat d'altitude, devons-nous conclure que l'altitude n'influe pas d'une façon
assez marquée sur le cours de la tuberculose
pulmonaire, pour qu'on doive réserver aux
montagnes l'emplacement des sanatoria, et
qu'on peut guérir des malades à toutes les
hauteurs, en leur faisant suivre le régime institué par les phtisio-thérapeutes modernes.
Nous le répétons, cette notion a la plus grande
importance lorsqu'on envisage la question au
point de vue des pauvres. Les autres conditions climatériques recherchées par les sana-

toria peuvent facilement se rencontrer partout, ainsi que nous allons le voir, en France comme ailleurs.

La pureté de l'air, tant au point de vue des germes que des poussières est, avant toutes choses, recherchée pour les sanatoria. C'est ce qui les a fait construire toujours en dehors des grandes agglomérations humaines, loin des usines et des routes fréquentées. Falkenstein est à 20 kilomètres de Francfort, dans un petit village sans mouvement, entouré d'un parc que ne borde aucune route passagère; Gœrbersdorf est entouré d'un minime village au milieu des forêts; Hohenhonnef, Reiboldsgrün sont absolument seuls; de même Leysin, de même et peut-être encore plus que les précédents, Nordrach, au fond d'une gorge de la Forêt-Noire, avec ses bâtiments en plein bois, ne présentant que les quelques maisons nécessaires à la vie domestique du sanatorium.

Dans tous ces villages, pas de commerce, pas de passage fréquent de voitures, aucune cause pour soulever la poussière. A Hohen-

honnef, c'est l'électricité qui éclaire les bâtiments, qui fait marcher l'ascenseur et le petit
tram-car reliant le sanatorium aux services
de la laiterie, de la blanchisserie, etc. Le tout,
y compris l'usine, source de l'électricité, est
situé dans une vallée, à longue distance de
l'établissement. Et partout ailleurs, existe la
même préoccupation d'éviter toute poussière,
toute fumée.

Cette pureté particulière de l'air est cher-
chée pour éviter aux malades l'irritation
produite sur les bronches par les particules
de poussière, occasionnant des toux irritantes
et fatigantes. Peut-être aussi ces particules,
par les lésions qu'elles déterminent sur leur
passage, peuvent-elles préparer la voie et le
terrain pour l'installation consécutive du bacille. Il est donc de toute nécessité de les
éviter, et c'est chose assez facile; car l'air de la
campagne, en un point relativement éloigné
d'un grand centre habité, est suffisamment
pur.

Ce que les sanatoria veulent, c'est guérir
le plus grand nombre possible de malades,

et dans des conditions telles, qu'ils puissent reprendre ensuite leurs anciennes occupations sans dommage, et surtout sans qu'ils aient besoin de refaire une sorte d'acclimatement ; ce qui arrive par exemple pour les phtisiques envoyés dans le Midi, et qui, par la suite, ne peuvent plus passer un seul hiver dans le reste de la France. Ce sont les contrées tempérées, sans hivers trop froids, sans étés trop chauds, qui répondent le mieux à ce desideratum ; aussi, la plupart des sanatoria sont-ils dans ces contrées. Dans ces établissements, le malade peut passer la bonne comme la mauvaise saison, sans se soucier des variations météorologiques locales. Elles n'influent sur son état que d'une façon peu marquée. Nous avons trouvé à ce sujet des renseignements exacts dans l'excellent travail du docteur Blumenfeld. Nous avons eu l'occasion déjà d'analyser en détail ce mémoire, mais nous devons citer ici ses conclusions, qui nous intéressent au point de vue de l'emplacement des sanatoria :

« Le résultat général de nos observations

est négatif, d'accord en cela avec l'opinion de Dettweiler : la température, la pression barométrique, l'état du ciel, les différences de température, la quantité d'eau tombée (pluie, neige, grêle) ont une influence à peine sensible sur l'état des malades. Au contraire, les vents, surtout s'ils sont violents, ont une action défavorable; les vents d'Est, secs et froids, sont particulièrement à redouter. »

Voici comment l'auteur explique cette influence défavorable du vent : « L'action des vents violents sur l'organisme est double : mécaniquement, ils portent préjudice à la respiration et empêchent les inspirations profondes, circonstance qui est capable d'augmenter d'une façon dangereuse la soif d'air du phtisique. Plus importante est peut-être encore leur influence sur la peau. Le manteau d'air chaud, dont l'organisme s'environne, sera vite enlevé par un vent un peu vif, si bien que le corps devra produire une plus grande quantité de chaleur, ce qui lui donne l'occasion de se refroidir. »

C'est en effet contre le vent que se défendent

tous les sanatoria, y compris le premier créé,
celui de Gœrbersdorf, car son fondateur,
Brehmer, avait reconnu l'influence néfaste de
ce facteur météorologique :

« Il faut porter son attention, dit-il, sur ce
point que certains changements de facteurs
climatériques, qui sont déjà désagréables
aux individus sains ou peuvent même leur
être nuisibles, ne doivent pas atteindre le malade, le phtisique. A cette classe appartient en
première ligne le vent. A la rigueur, l'endroit
choisi pourrait encore ne pas jouir de l'immunité phtisique, mais l'établissement, par son
emplacement, ne doit pas être atteint par le
vent. Contre le froid, contre le soleil, il y a
des moyens de protection, contre le vent il
n'y en a pas. »

Remarquons bien cette importance attri-
buée au vent par Brehmer qui va même jusqu'à lui sacrifier l'immunité phtisique, qu'il
considérait comme si nécessaire. Gœrbersdorf
fut choisi en conséquence. Le village jouis-
sait de l'immunité phtisique, que Brehmer
rapportait aux facteurs climatériques par-

ticuliers, — idée abandonnée aujourd'hui, puisque la tuberculose se rencontre partout, que sa fréquence croît avec la facilité des moyens de communication, décroît avec leur difficulté, — mais surtout Gœrbersdorf était admirablement protégé contre le vent. Ce petit village est situé dans une vallée de la chaîne des Riesengebirge, peu large et limitée par des hauteurs boisées, qui la protègent très efficacement de tout vent et particulièrement de ceux du Nord et de l'Est.

Falkenstein est placé dans une vallée ouverte vers le Sud-Est, sur le versant méridional du Taunus, abrité du vent par le Grand Feldberg (800 m.), par l'Altkönig et d'autres sommets moins considérables. La vallée, qui n'est pas complètement fermée, a, par suite de cette disposition et aussi à cause de sa faible profondeur, l'avantage de n'avoir pas les courants atmosphériques constants qui existent d'habitude dans les vallées profondes et complètement fermées (Blumenfeld).

Partout et toujours on trouve ce souci de la protection contre les vents froids, quelle que soit l'altitude du sanatorium, à Davos et à Leysin qui sont protégés par des hauteurs de 2,000 mètres, comme à Rehburg, où il n'y a qu'une ligne de collines hautes de 150 à 200 mètres, au milieu d'une immense plaine. Cette protection, efficacement obtenue pour les sanatoria de montagnes par les hauteurs boisées sur le penchant desquelles on place l'établissement, l'est aussi, quoique à un moindre degré, par le voisinage immédiat des forêts.

C'est un fait bien connu que le calme de l'atmosphère dans la forêt, alors qu'en dehors de ses limites souffle parfois un vent violent. Les forêts jouissent donc d'une grande valeur comme moyen de protection contre le vent. Leur présence, au voisinage immédiat de tous les sanatoria que nous avons visités, permet au malade de trouver toujours un air calme pendant ses promenades. Les directeurs des sanatoria connaissent bien ce fait et par les jours de plus grand vent, pen dant l'hiver

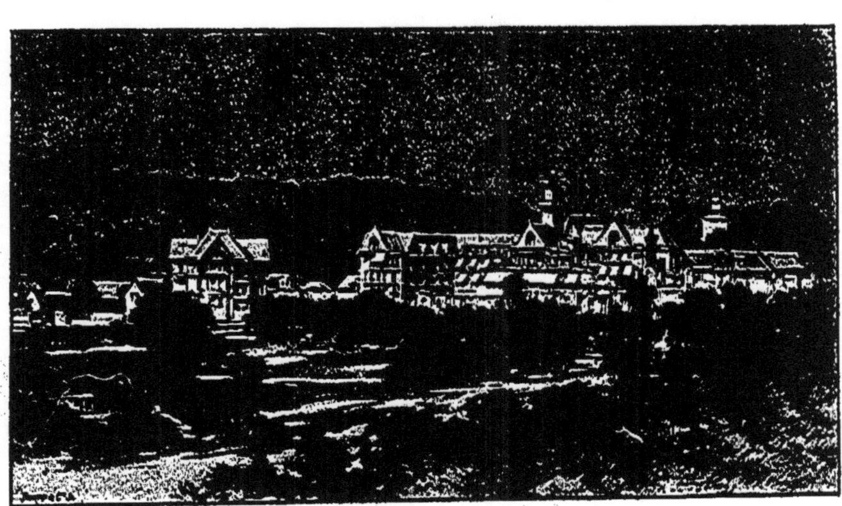

Fig. 8. — Les sanatoria.
(Vue générale du sénatorium de Falkenstein.

alors que le thermomètre marque une dizaine de degrés au-dessous de 0, on entend Dettweiler recommander à ses malades ambulants, non de ne pas sortir, mais d'avoir bien soin de ne se promener que dans la forêt qui, d'ailleurs, à Falkenstein, se confond avec le parc. Les indications du thermomètre n'ont, à ce point de vue, à peu près aucune valeur. Les malades de Davos font en effet la cure à l'air libre par —20°, quand ils sont abrités, et il est déjà très difficile de se tenir dehors par un vent violent quand le thermomètre marque — 5°.

Nous parlons là de l'action toute locale des forêts, mais elles ont encore un avantage dont on ne tient pas assez compte. Des collines même élevées ne suffiraient point à elles seules pour abriter un sanatorium, si elles étaient dénudées. Sur ces surfaces le vent court en suivant le sol et il viendrait trouver l'établissement situé au pied de la colline. C'est ce phénomène bien connu qui fait qu'on ne peut s'abriter du vent derrière le tronc d'un arbre. Les forêts empêchent le vent de contourner les collines et mettent à l'abri les bâtiments situés sur leur versant.

Nous venons de parler des forêts comme protection contre le vent, mais cette protection s'exerce de même contre le soleil et contre les hautes températures estivales, plus redoutables souvent pour le phtisique que les froids les plus rigoureux de l'hiver. Cette question fort importante de l'ombrage sera traitée plus loin lorsque nous nous occuperons des dépendances des sanatoria, des parcs et des promenades qui y sont adjoints.

Presque tous les sanatoria sont entourés par des forêts de sapins et c'est un bois de sapins qui s'étend derrière le sanatorium d'Angicourt. Les avantages que présente cet arbre sont nombreux; son feuillage persistant, ses rameaux qui descendent jusqu'au sol en font un arbre éminemment propice à remplir le rôle de protecteur contre le vent. Son feuillage est assez épais pour abriter suffisamment contre les rayons du soleil, tout en ne l'étant pas assez pour les empêcher complètement de pénétrer. De plus, le tapis d'aiguilles de pin qui se forme à ses pieds est assez lourd pour n'être pas soulevé par le vent et assez profond pour empêcher le sable, dans lequel l'arbre a pu être planté d'être enlevé par les rafales, condition qui contribue encore à la pureté de l'air. Pourtant cet arbre n'est pas indispensable, puisqu'il manque dans l'environ immédiat du sanatorium de Falkenstein, auquel nous revenons toujours comme point de comparaison.

Si maintenant nous passons au terrain, nous trouvons bien des couches géologiques différentes pour constituer le sol sur lequel sont bâtis les sanatoria, mais partout nous rencontrons cette même propriété : la perméabilité. Elle est de toute importance, en permettant un rapide écoulement de l'eau, soit après les fortes pluies, soit au moment de la fonte des neiges. Ajoutons d'ailleurs que l'emplacement de tous les sanatoria, sur un terrain en pente, assure au mieux l'écoulement des eaux, facilité d'ailleurs par un drainage soigneux. On évite ainsi la présence d'eaux stagnantes qui pourraient, par leur présence, déterminer des complications paludiques. La perméabilité du sol présente aussi l'avantage de permettre aux malades de faire presque à pied sec leurs promenades, pendant comme après la pluie. A ce point de vue, les forêts de sapins, grâce aux racines pivotantes de cet arbre, ont l'avantage d'assurer un drainage naturel du sol.

Nous avons dit plus haut que l'établissement devrait être assez isolé de toute grande agglomération humaine et de tout centre industriel. C'est isolement n'est que relatif, bien entendu, car le sanatorium doit être facilement accessible et, à ce point de vue encore, la question devient plus importante lorsqu'il s'agit de sanatoria pour les pauvres. Partout, autour des sanatoria, sauf à Hohenhonnef et à Reiboldsgrün, on trouve un petit nombre de maisons, formant quelquefois non un village, mais à peine un hameau (Nordrach), destinées à loger les serviteurs ou les gens dont la vie est solidaire de celle du sanatorium. Puis à une distance toujours assez faible, se trouve un grand centre :

Francfort pour Falkenstein, Bonn, Cologne, Coblentz pour Hohenhonnef, Breslau pour Gœrbersdorf, Paris pour Angicourt, etc. Toutes ces villes, atteintes en quelques heures de voiture ou de chemin de fer, facilitent les approvisionnements des sanatoria, tout en étant assez éloignées pour empêcher des va-et-vient trop fréquents soit des malades, toujours disposés à abandonner momentanément une cure un peu monotone, soit des visiteurs, dont la présence trop répétée est plutôt préjudiciable à la bonne hygiène des pensionnaires. Lorsqu'il s'agira de phtisiques pauvres, cette distance pourra même parfois être encore réduite pour diminuer les frais de transports et faciliter les relations des malades avec leur famille. C'est cette opinion qui a été émise et défendue au Congrès de Budapesth par le professeur Leyden.

Ainsi donc, pour nous résumer, nous voyons que les sanatoria, pour leur emplacement, ont recherché surtout les conditions suivantes : Pureté de l'air, protection contre le vent, sous-sol sain et perméable. Ce sont

des conditions, semble-t-il, faciles à rencontrer partout et l'on peut voir, qu'à ce
point de vue tout au moins, les sanatoria
pourraient être multipliés sans grandes
difficultés.

CHAPITRE II

BATIMENTS ET DÉPENDANCES.

Plan général des sanatoria. — Sanatorium de Hohenhonnef. — Orientation. — Toutes les pièces habitées
sont au midi. — La salle à manger. — Les dépendances. — La chambre du phtisique. — Les dortoirs
pour les pauvres (Angicourt). — Éclairage électrique.
— Chauffage à la vapeur. — Les égouts. — Les galeries
de cure. — Le pavillon d'isolement. — Le parc.

Les sanatoria ayant été construits à des
époques fort diverses présentent des types de
bâtiments différents. Brehmer possédait un
établissement, de style gothique, d'aspect
monumental, avec une décoration architec-
turale nombreuse. D'autres ne sont que des
hôtels plus ou moins grands, bien installés
au point de vue du confort, mais ne répon-
dant pas exactement aux besoins de la cure
spéciale à laquelle sont astreints les malades.
Le type nouveau que nous décrirons, n'existe

d'ailleurs que depuis que le docteur Dettweiler a institué la cure de repos, la Liegekur.
Tous les établissements anciens, n'ayant
point compris de galeries de repos spéciales
dans le plan primitif, ont dû construire des
dépendances pour y installer les chaises
longues, ce qui nuit à l'unité de l'ensemble.

Aujourd'hui, les idées sont mieux arrêtées.
Tous les nouveaux sanatoria ont un air de
famille ; Falkenstein, Hohenhonnef, Davos,
les sanatoria pour les pauvres de Ruppertshain, Rehburg, Heiligen-Schwendi, Angicourt,
se ressemblent beaucoup. Nous ne les décrirons point chacun en particulier, les renseignements à ce sujet seront facilement
trouvés dans les livres récents des docteurs
Mœller, Léon-Petit, Knopf.

Nous nous contenterons, pour montrer ce
qu'est un sanatorium, de décrire celui de
Hohenhonnef qui nous paraît résumer les
principaux perfectionnements apportés dans
ces derniers temps. Le sanatorium de Ruppertshain, pour les pauvres, construit depuis,
sous la surveillance du docteur Dettweiler,

ressemble beaucoup à celui des riches et, au point de vue du confort, comme à celui de l'hygiène, nos voisins nous montrent qu'on peut faire aussi bien pour les indigents que pour les malades plus fortunés. Les plans du sanatorium d'Angicourt que l'architecte, M. Belouet, a eu l'obligeance de me communiquer, inspirés par le docteur Dettweiler, ressemblent beaucoup à ceux de Hohen-honnef.

Le sanatorium de Hohenhonnef, situé sur la rive droite du Rhin, à 236 mètres au-dessus du niveau de la mer et à 158 mètres au-dessus de Honnef sur le Rhin, est constitué par un vaste bâtiment isolé sur le versant sud-ouest du groupe de hauteurs connu sous le nom des Sept-Montagnes. La façade de l'établissement regarde, dans son ensemble, vers le sud-ouest, par où la vue s'étend librement sur la vallée du Rhin et les hauteurs qui la limitent.

Le sanatorium se compose d'un bâtiment principal élevé sur sous-sol de trois étages. De chaque côté se détachent, sous un angle obtus, des ailes présentant le même nombre d'étages. Cette disposition est généralement adoptée ; on la retrouve à Falkenstein, à Heiligen-Schwendi et à Angicourt. A Ruppertshain on s'est contenté d'incurver le bâtiment, mais le résultat obtenu est toujours le même : on délimite devant l'établissement une terrasse encore mieux abritée des vents que le reste du parc et où l'air est généralement calme. Les vérandahs de cure étant adossées aux bâtiments, ce calme de l'air rend le séjour au dehors plus agréable aux malades. A Falkenstein, cette disposition a même été conservée lorsqu'on a adjoint des dépendances au corps de bâtiment principal. Les nouvelles constructions sont reliées aux premières par des galeries faisant avec la façade principale un angle de 150°. Cette disposition particulière, dont les avantages se voient facilement, n'existe pas partout ; elle manque notamment à Gœrbersdorf et à Leysin. Ces stations sont d'ailleurs admirablement protégées contre le vent par la configuration du sol. Mais ce que l'on rencontre partout ou à peu près, c'est l'orientation de la façade vers le sud (sud-est ou sud-ouest), ce qui permet une abondante insolation des chambres, très importante au point de vue hygiénique.

Le sous-sol renferme les caves de l'établis-

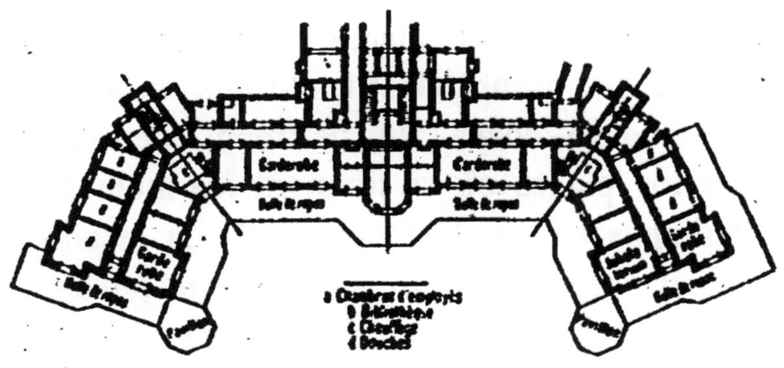

Fig. 9. — Les sanatoria.

(Plan du rez-de-chaussée de Hohenhonnef.)

sement, les chambres de provisions, deux machines pour le chauffage (système à eau chaude), une salle de douches, une salle d'inhalations, la bibliothèque pour les malades et quatre garde-robes; les galeries où se fait la cure se trouvent devant tout le sous-sol.

Au rez-de-chaussée, nous rencontrons sur

la façade du bâtiment : une salle d'attente, un jardin d'hiver, une salle de lecture, le salon des dames, la salle de musique, le billard. Dans l'aile orientale, en plus de la salle de billard, se trouvent cinq chambres pour les malades. Dans l'aile occidentale sont le cabinet de consultation du médecin, le laboratoire de pharmacie et les chambres du personnel administratif. Notons de suite que, dans le corps de bâtiment central, toutes les pièces où se tiennent les malades sont disposées sur la façade sud ; la façade nord est occupée par un couloir, une garde-robe, un office, la cage de l'ascenseur, les water-closets. Au rez-de-chaussée, de chaque côté de la porte d'entrée, se trouvent d'une part le bureau, d'autre part la poste (télégraphe et téléphone).

Les premier, deuxième et troisième étages sont occupés par des chambres de malades, sauf au premier étage où l'aile occidentale est en entier réservée au médecin. Toutes les chambres de malades sont au sud ; au nord, court le couloir avec deux chambres pour les infirmières, un office, des water-closets, une salle de bains, la cage de l'ascenseur. De plus, les étages sont réunis par trois escaliers, l'un central, les deux autres au point de réunion des ailes avec le bâtiment principal. Le plancher de tous les couloirs et escaliers est recouvert de linoléum : les tapis sont réduits au strict nécessaire.

Avant de décrire une chambre de malade, nous allons en finir rapidement avec l'énumération des bâtiments.

Derrière l'établissement, se trouve la salle à manger, précédée de deux petites salles particulières et d'un vestiaire; au-dessous de la salle à manger sont les cuisines, la vraie pharmacie de l'établissement, suivant l'expression de Dettweiler. Cet isolement des cuisines empêche leurs odeurs particulières de venir impressionner désagréablement les malades pendant leur cure.

Les machines à vapeur, les dynamos, les accumulateurs, les pompes, la blanchisserie, l'étuve à désinfection sont situés dans la vallée de l'Asbach à 150 mètres au-dessous, si bien que l'établissement est exempt de toute poussière, fumée et bruit. Un petit tramway funiculaire électrique relie le sanatorium à ces dépendances.

Aucune des chambres de malades n'est sur la façade nord, presque toutes sont au sud, quelques-unes de celles qui sont situées dans les ailes sont soit à l'est, soit à l'ouest-nord-ouest, mais aucune n'est privée complètement de soleil. Cette orientation particulière des chambres se retrouve dans tous les nouveaux sanatoria. A Angicourt, les ailes étant plus longues qu'à Hohenhonnef, on a pu conserver la disposition des chambres uniquement sur la façade méridionale.

Les chambres de malades ont l'aspect un peu nu, car elles ne comprennent que les meubles indispensables : chaises, table, toilette, armoire, etc., et en plus une chaise longue du même modèle que celles qui servent à faire la cure d'air dans les galeries. Autant que possible, tapis, rideaux, tentures ont été supprimés pour éviter les poussières qui accompagnent toujours ce genre de confort.

Le parquet est recouvert de linoléum, facile à nettoyer au moyen d'un linge humide ou trempé dans une solution antiseptique. Les murs sont peints à l'huile, ou recouverts de papier vernissé facile à laver. Les angles n'ont point été arrondis, comme le désireraient quelques directeurs de sanatoria pour les constructions futures, et comme le réalisera M. Belouet à Angicourt.

Il y a aussi quelques chambres à deux lits, destinées à des ménages et peu recommandables à cause des dangers de contagion que fait courir une cohabitation si intime, malgré les précautions prophylactiques prises pour éviter la diffusion du bacille de Koch.

Ajoutons qu'à Nordrach, chaque chambre est munie d'une toilette avec robinets d'eau chaude et d'eau froide, et d'un appareil à douche chaude ou froide, suivant les préférences du malade.

Les chambres les plus petites, à Hohenhonnef, ne cubent pas moins de 60 mètres. Ce cubage s'abaisse beaucoup dans d'autres sanatoria. Le D Turban, dans les instructions qu'il a rédigées pour la création en Suisse de sanatoria, estime que 30 mètres par personne suffisent dans les chambres à coucher ; c'est ce qui arrive au sanatorium pour les pauvres de Heiligen-Schwendi où les malades ont de 27 à 30 mètres par lit. Une bonne ventilation assure d'ailleurs le renouvellement incessant de l'air.

Presque toutes les chambres sont munies de portes-fenêtres qui donnent accès sur un balcon, assez large pour qu'on y puisse placer une chaise longue. Les malades alités ont ainsi la possibilité d'être transportés au grand air, pendant quelques heures par jour, lorsqu'ils sont trop faibles pour descendre faire la cure dans les galeries du rez-de-chaussée. Ces fenêtres assurent la ventilation de la chambre ; elles restent toujours ouvertes ou entr'ouvertes, le jour comme la nuit. De plus, des vasistas, des vitres perforées, des châssis mobiles, sont disposés au-dessus des fenêtres pour permettre une aération continue, dans le cas où, pour une cause quelconque, la fenêtre devrait rester close.

La question de la ventilation préoccupe tous les directeurs de sanatoria. Elle est ordinairement résolue d'une façon bien simple, puisque tous les malades, jour et nuit, été comme hiver, doivent garder leurs fenêtres ouvertes. Mais, comme il ne faut rien négliger, nous avons vu qu'on disposait en outre de vasistas; l'air vicié est enlevé par des cheminées d'appel dont l'ouverture, munie de clapets mobiles, se trouve près du plafond des chambres. Dans ces conditions, le renouvellement de l'air est continu et se fait sans les courants d'air, si redoutés des malades.

Nous venons de voir que, dans les sanatoria pour les riches, les chambres de malade sont à un lit, rarement à deux. On prend même certaines précautions, pour que ces chambres soient bien séparées les unes des autres, de façon que les malades, en toussant la nuit, ne se gênent point mutuellement. Ce système excellent n'a pu malheureusement être appliqué dans les sanatoria pour les pauvres. On n'y dispose que de quelques chambres isolées pour les malades les plus graves ou ceux qui toussent le plus, les autres sont répartis dans des dortoirs de 3, 5 ou même 8 lits (Ruppertshain, Rehburg, Heiligen-Schwendi). A Angicourt, les plus grands dortoirs n'auront que 7 lits. Les inconvénients que le D⊤ Wasserfuhr trouve dans cette cohabitation au point de vue des bruits de toux et de la contagion possible des convalescents n'existent pas, comme le fait remarquer le D⊤ Turban : « Les expériences faites dans les établissements existants démontrent que la plupart des malades, surtout ceux qui ne sont pas gravement atteints, perdent très facilement leur toux et que le danger d'une nouvelle contagion du mal, s'il existe effectivement au sens de l'opinion du D⊤ Wasserfuhr, peut être conjuré, grâce à une discipline sévère exercée sur les crachats et à une stricte observation des règles de la propreté. »

Signalons aussi à Hohenhonnef, que chaque étage possède une chambre plus grande dans laquelle les convalescents, qui ont été

longtemps alités, peuvent se tenir avant
d'affronter la vie ordinaire à l'air libre sous
les galeries de cure. C'est une chose très
appréciée des malades, le passage de la
chambre à la vie au dehors leur paraît moins
difficile.

L'éclairage de toutes les pièces se fait à
l'électricité; il en sera de même à Angicourt.
C'est le mode d'éclairage le plus recommandable au point de vue hygiénique, puisqu'il
évite toute viciation de l'air par des produits
de combustion, ce qui arrive avec les
autres modes d'éclairage (gaz ou pétrole),
employés dans les anciens sanatoria.

Les anciens établissements étaient chauffés
au moyen de poêles disposés dans chaque
chambre. Des raisons d'économie ont même
forcé d'employer encore ce moyen pour le
sanatorium de la ville de Brême à Rehburg.
Mais partout ailleurs, on rencontre le
système de chauffage central, beaucoup plus
commode à régler et à surveiller avec un
personnel moins nombreux. A Rehburg,
les poêles de fonte, placés à l'extérieur des

chambres, sont alimentés par le couloir de dégagement, l'air chaud est admis dans les chambres au moyen de bouches de chaleur s'ouvrant et se fermant à volonté.

Comme calorifères, on rencontre les trois systèmes en usage partout, à air chaud (Gœrbersdorf), à eau chaude (Hohenhonnef, Heiligen-Schwendi), par la vapeur à basse pression (Falkenstein, Davos, Leysin, Angicourt et la plupart des établissements). De plus à Hohenhonnef, des foyers libres ont été ménagés dans les salles de réunion. De tous ces systèmes celui qui présente le moins d'inconvénients est le chauffage par la vapeur à basse pression, d'autant plus qu'il s'allie facilement à une parfaite ventilation.

La vapeur d'eau à basse pression (au-dessous de deux atmosphères) arrive dans des tuyaux, avec ou sans ailettes, qui serpentent dans des caisses placées de préférence au-dessous des fenêtres ou contre le mur extérieur. L'air, pris directement au dehors, s'échauffe autour des tubes, se répand dans l'appartement, puis s'échappe par les cheminées d'appel. Un robinet commande l'arrivée de la vapeur dans ces caisses et, par son ouverture ou sa fermeture, permet de régler facilement la température de la chambre.

Les systèmes à eau chaude ne peuvent donner une température suffisante pendant les grands froids; ils sont peu maniables puisque les tuyaux pleins d'eau chaude mettent un certain temps à se refroidir quand on a fermé le robinet d'accès. Pourtant on les rencontre encore dans un certain nombre d'établissements; parfois, comme à Heiligen-Schwendi, c'est une raison d'économie qui a fait pencher la balance en faveur de ce système. Il est douteux qu'en hiver, avec le grand nombre de fenêtres ouvertes dans un sanatorium, ce chauffage puisse suffire; il faudra sans doute le compléter par l'allumage de poêles en faïence.

Presque tous les sanatoria ont capté, pour leur consommation, une eau de source voisine. A Hohenhonnef, la source se trouve dans l'Asbachthal. Des pompes à vapeur la font monter de 180 mètres, c'est-à-dire dans un réservoir situé à 30 mètres au-dessus de l'établissement. La pression est ainsi suffisante pour desservir tous les étages du bâtiment et permettre de parer aux dangers d'un incendie. Cette captation d'une source spéciale pour l'établissement, est indispensable, d'autant plus que, par ce moyen, le sanatorium se met à l'abri des épidémies typhoïdiques ou autres, qui peuvent régner dans la contrée.

Nous en arrivons maintenant, avant de décrire les dépendances de l'établissement, à parler du système des égouts. La question est assez complexe; il est très difficile, si le sanatorium se trouve isolé, de le relier au système d'égouts d'une ville voisine sans occasionner une énorme dépense. De plus, les municipalités peuvent très bien refuser de recevoir ces vidanges, comme ce fut le cas pour la ville de Cronberg près de Falkenstein. A Hohenhonnef, on fit une canalisation spéciale qui conduisit les eaux d'égout directement jusqu'au Rhin. Mais à Falkenstein, il n'y avait pas de grands cours d'eau à portée, il fallut résoudre le problème autrement, par l'épandage, solution qui a aussi depuis été adoptée pour Ruppertshain.

Les eaux du sanatorium de Falkenstein sont toutes dirigées vers un collecteur qui renferme deux bassins de contenance suffisante pour pouvoir recevoir chacun toutes les eaux de 24 heures. Les deux bassins sont mis en communication par un siphon et, en y passant, les eaux s'y mélangent à du sulfate d'alumine. Du second bassin les eaux sont conduites à quatre bassins de décantation où, en 48 heures, par une sorte de collage qu'effectue le sulfate d'alumine, elles laissent déposer toutes les matières en suspension. Elles sortent alors assez claires et dépourvues de principes nuisibles et peuvent être déversées dans les ruisseaux voisins.

Quant aux matières déposées, elles sont enfouies sous terre et sur elles on sème des plantes vivaces. Cette terre est ensuite, un ou deux ans plus tard, répandue sur la propriété ou sur les champs voisins. Ce système, établi en 1883, fonctionne très bien et n'a

jamais occasionné de plaintes des pro-
priétaires voisins. C'est ce système exactement qui sera installé à Angicourt.

Jusqu'à présent, le sanatorium ne diffère
guère d'une maison quelconque hygiénique-
ment construite. Ce que nous allons décrire,
les galeries de cure, imprime au sanatorium
son caractère spécial d'établissement où les
malades doivent pratiquer, par tous les
temps, par toutes les saisons, la cure à l'air
libre.

A Hohenhonnef, comme à Falkenstein, la
galerie principale se trouve sur le devant de
la façade du bâtiment. Elle correspond au
sous-sol et est au niveau de la terrasse déli-
mitée par les deux ailes de l'établissement.
Cette galerie est séparée par des cloisons en
petits compartiments qui coupent d'une façon
heureuse la longue file des malades, d'un
aspect toujours assez triste. Cette longue
galerie se trouve en communication directe
avec les bâtiments du sanatorium, considération importante, puisque les malades peuvent
ainsi se rendre à leurs chaises longues sans

s'exposer aux intempéries. De plus, à Hohen honnef et dans tous les sanatoria, on trouve, disséminés dans le jardin, d'autres vérandahs, pavillons, chalets de toute forme où les malades peuvent aussi faire la cure. Ces divers kiosques sont d'un séjour très agréable en été; ils permettent en outre aux malades qui le désirent de s'isoler plus complètement. Nous ne décrirons point à nouveau ces galeries de cure ni leur ameublement, l'ayant déjà fait à propos de la cure d'air des phtisiques.

Si maintenant nous passons à la description des dépendances de l'établissement, il nous est très difficile de prendre un sanatorium particulier comme modèle. Nous ne pouvons que dire ce qui existerait dans un sanatorium complet, en prenant un peu dans les uns et dans les autres; les plus parfaits à ce point de vue sont Falkenstein, Hohenhonnef et le sanatorium Brehmer à Gœrbersdorf.

Une étable est chose indispensable, car cette organisation permet seule la surveillance sévère des vaches et par conséquent de la qualité du lait. A Falkenstein ces vaches re-

çoivent des aliments secs faciles à surveiller ;
elles sont changées tous les six mois et visitées
chaque semaine par un vétérinaire. De cette
façon on évite toute maladie transmissible
par le lait aux malades. Quand la vacherie
n'appartient pas à l'établissement, le médecin
se réserve sa surveillance et contrôle attentivement ses produits (Turban à Davos).

Une écurie et des remises, avec chevaux
et voitures, sont nécessaires non seulement
pour les besoins de l'établissement, mais
aussi pour les malades qui désirent faire
quelque promenade. Le docteur Meissen y
joindrait volontiers une porcherie pour la consommation des détritus ; il la faudrait assez
éloignée de l'établissement pour que ses
odeurs ne viennent point affecter désagréablement les malades sur leurs chaises longues.

Une blanchisserie et un séchoir dépendant
du sanatorium et réservés non seulement au
linge de l'administration, mais aussi à celui
des malades, fonctionnent à Hohenhonnef et
dans quelques autres sanatoria. Ces blanchis-
series permettent de prendre les mesures de

désinfection nécessaires pour éviter la propagation de la tuberculose. Quand le linge est donné à blanchir au dehors, il va sans dire qu'il est toujours préalablement désinfecté.

Cette désinfection se fait au moyen d'une étuve à vapeur, qui ne manque pour ainsi dire dans aucun sanatorium. On la trouve aussi bien dans les établissements construits pour les riches que dans ceux construits pour les pauvres, sauf à Rehburg, où le linge et les matelas de tout le village sont désinfectés dans une étuve municipale.

Ajoutons encore, parmi les bâtiments dépendant de l'établissement, qu'on trouve à Leysin, en arrière du sanatorium, éloigné d'une centaine de mètres, un pavillon isolé destiné à recevoir les pensionnaires atteints de maladies contagieuses, rougeole, scarlatine, etc. Cette création est heureuse, car les dangers d'une épidémie au milieu d'une population de phtisiques n'ont pas besoin d'être longuement exposés.

Nous avons vu qu'à Hohenhonnef, le médecin occupait toutes les chambres de l'aile occidentale. Ordinairement, le médecin n'habite pas le sanatorium, mais une villa, indépendante, bien qu'à proximité de l'établissement. A Hohenhonnef, le conseil d'administration a décidé de faire de même et prochainement le médecin possédera son habitation propre.

Nous passons maintenant au parc qui entoure tout sanatorium et où les malades peuvent accomplir les promenades graduées que leur prescrit le médecin. Hohenhonnef se trouve au milieu d'un parc naturel de 25 hectares, où les sapins sont en abondance. Falkenstein a un parc plus petit, mais est entouré de collines boisées qui continuent son domaine. Les allées qui parcourent ces collines sont d'ailleurs entretenues par le sanatorium. Des bancs et des kiosques y ont été élevés pour permettre aux malades de se reposer pendant leurs promenades. Mais les parcs les plus beaux, appartenant à un sanatorium, sont ceux de Gœrbersdorf. Dans le parc, peu décrit, du D' Römpler, les allées sont réparties en trois étages et, suivant qu'elles appartiennent à l'une ou l'autre de ces catégories, elles sont horizontales, à pente douce ou à pente accentuée. Cette disposition est commode pour les prescriptions des promenades. Mais le parc qui est, pour ainsi dire, le modèle du genre est celui que Brehmer a créé de toutes pièces. On en trouvera une excellente description dans la thèse du docteur Knopf; nous ne la reproduirons pas ici, mais nous voulons mettre en lumière les indications qui s'en dégagent et que Brehmer a lui-même exposées dans un de ses livres.

Le parc doit être assez grand pour que les malades y puissent faire toutes leurs promenades et les varier comme bon leur semble, afin d'éviter la monotomie. Il doit être assez grand pour qu'on n'ait point à craindre de voir une agglomération de maisons se constituer dans le voisinage de l'établissement: l'air y restera donc pur. L'accès du parc, propriété de l'établissement, sera interdit au public, à tous ceux qui ne sont pas malades;

on évitera ainsi aux phtisiques, obligés de suivre une hygiène sévère, les tentations de distractions qui leur sont préjudiciables.

Les allées sont dessinées de façon à présenter toutes les inclinaisons possibles, sans cependant atteindre des pentes trop raides qui fatigueraient le malade et lui demanderaient des efforts respiratoires trop considérables. Tous les vingt pas, dans le parc de Brehmer, on rencontre un banc (il y en a plus de 400). De nombreux kiosques de tout style, de toute forme, dont un même est chauffé, permettent aux malades de se reposer à chaque instant de leur promenade. De plus, des chaises longues et des hamacs sont installés partout.

L'établissement est situé au bas du parc, si bien que le malade ne fait d'efforts que dans la première partie de sa promenade, le retour s'effectue toujours plus facilement. Cette disposition a son importance : le phtisique a toujours une tendance à s'exagérer ses forces et s'il commence sa promenade en descendant, il a bien des chances de se laisser entraîner à la faire trop longue. Son retour le fatiguera, le surmènera et il en pourra résulter des accidents graves, parfois même mortels, comme nous en rapportons plus haut.

Au voisinage immédiat de l'établissement, il faut aussi disposer de nombreux chemins horizontaux, les uns ensoleillés, les autres ombragés, dont profiteront les pensionnaires les plus faibles. Si le soleil peut être utile à quelques malades affaiblis ou anémiés, il est nuisible à la plupart d'entre eux, aussi devra-t-on faire en sorte que presque toutes les allées soient ombreuses. Il sera bon que l'une d'entre elles, bien abritée, permette aux promeneurs de gagner directement la partie boisée sans s'exposer aux rayons du soleil.

Certains sanatoria, comme Falkenstein, possèdent une galerie, un préau couvert qui peut servir de lieu de promenade pendant les jours de pluie, mais les malades en usent peu. Ils font leur promenade au dehors par tous les temps, abrités par des manteaux et des parapluies. Les chemins bien perméables et en pente ne gardent point de flaques d'eau et l'on y marche presque à pied sec malgré la pluie.

Nous en avons fini avec la description des bâtiments et dépendances d'un sanatorium. On nous pardonnera d'être entré dans tant de détails, mais un tel établissement n'existant point en France, nous avons cru bon de montrer ce qu'il était, quand il était complet.

CHAPITRE III

AVANTAGES ET INCONVÉNIENTS DES SANATORIA.

Le sanatorium est un hôpital d'isolement en même temps qu'une école d'hygiène. — La cuisine est faite spécialement pour les phtisiques — Installations spéciales pour la cure d'air. — Présence continue du médecin. — Les sanatoria ne sont pas un danger pour le voisinage. — Les malades ne sont point mal impressionnés par le sanatorium.

Maintenant que nous connaissons les sanatoria, nous allons montrer les avantages et les inconvénients qu'ils présentent au point de vue de la pratique du traitement que nous avons exposé.

Pour montrer les avantages, il va nous suffire de passer rapidement en revue les différents points de ce traitement.

Au point de vue prophylactique, on voit clairement l'intérêt qu'éprouve la société à n'être plus en contact direct avec des tuber-

culeux capables de répandre la contagion
dans leur entourage. Mais le sanatorium n'est
pas qu'un hôpital d'isolement, ayant par cela
même sa valeur, il est encore une maison où
l'on guérit les malades, une maison où ils
reçoivent une éducation spéciale. Ces établissements sont des sortes d'écoles d'hygiène; le
phtisique qui en sort a contracté des habitudes de propreté qui le rendent par la suite
inoffensif pour la société. On peut espérer qu'il
appliquera chez lui les mesures simples de
désinfection vis-à-vis des crachats, qu'il a vu
prendre, devant lui. Ces mesures, mises en
œuvre d'une façon générale, auraient pour
résultat de diminuer dans d'énormes proportions le nombre des cas de tuberculose, de la
faire disparaître peut-être. A ce point de vue,
les sanatoria pour les pauvres seraient une
création particulièrement utile, puisque c'est
dans les classes indigentes que la tuberculose
fait le plus de ravages. L'encombrement et
la malpropreté qui règnent dans ce milieu
rendent la contagion facile ; les habitudes
prises par ses membres pendant leur passage

au sanatorium ne pourraient être qu'avanta-
geuses.

La cure d'alimentation s'applique bien
plus facilement dans un établissement fermé
qu'à la maison. L'abondance des mets, leur
variété, leur composition, sont combinées de
façon à assurer au malade une alimentation
parfaite. La cuisine, riche en graisses, peut
être surveillée ; le malade a souvent une tendance à enlever du morceau de viande qu'il
a dans son assiette toute trace de graisse ; la
cuisine est là pour la lui restituer, malgré lui.
La présence du médecin elle-même n'est-
elle pas nécessaire pour cette partie de la
cure ? Le malade arrive dans un état d'indo-
lence extrême, il présente une apathie, une
paresse toute particulière lorsqu'il s'agit de
manger. Pour combattre cet état, rien ne
vaut comme les exhortations du médecin,
qui prend ses principaux repas à la table
commune, qui les sert même quelquefois lui-
même (Nordrach). Les diètes particulières,
les cures de lait, de kéfyr, d'œufs, de viande
crue, sont aussi plus facilement applicables

17.

dans un sanatorium, sous la surveillance du médecin, que dans la vie ordinaire.

Pour la cure d'air, le sanatorium n'est pas moins utile. Il suffit d'avoir lu ce que nous avons dit des installations qui ont pour but de rendre cette cure possible par tous les temps, dans toutes les saisons et tous les climats, pour voir que le sanatorium offre, à ce point de vue, un confort qu'on ne peut atteindre que difficilement dans les installations particulières. Les vérandahs, les balcons couverts, les pavillons dont nous avons parlé, très utiles à la vérité, ne peuvent lutter contre les galeries de cure bien exposées, et bien garanties du vent. Mais ce qui manque, par-dessus tout, c'est la présence du médecin. On a beau expliquer, dire et redire au malade qu'il peut et doit séjourner au dehors par tous les temps, les désobéissances aux prescriptions seront toujours nombreuses. Le brouillard, en particulier, fera rentrer les malades dans leurs chambres. Même dans les sanatoria, le médecin est obligé de visiter les patients sur leurs chaises longues, afin de s'assurer de leur présence, de parcourir les chambres, les salles et les couloirs, pour en chasser ceux qui sont récalcitrants. A plus forte raison, combien cette désobéissance sera-t-elle plus fréquente chez les particuliers, lorsque le malade ne verra même pas son médecin tous les jours?

Le sanatorium assure aussi le repos au malade, en l'éloignant de son milieu, en le soustrayant à l'influence de sa famille, qui, malgré ou même par son bon vouloir, ne peut lui laisser le calme nécessaire à sa guérison. Les exercices, les travaux du malade ne peuvent aussi être contrôlés d'une façon exacte que dans un sanatorium.

Voilà pour les grands points de la cure, mais pour le détail, il en va de même. La surveillance de tous les faits et gestes du pensionnaire est facile. Le médecin a pour tâche non seulement de faire appliquer les règles nécessaires pour la guérison, mais encore d'empêcher le malade de commettre la moindre imprudence. Le tuberculeux doit s'abstenir du café, du théâtre, il doit éviter les excès de toutes sortes. Le sanatorium assure cette abstention au maximum ; les malades trompent rarement pendant long-temps la surveillance du médecin. Chez eux, ils ont la bride sur le cou ; les occasions de distraction sont trop nombreuses, eux-mêmes sont trop faibles pour y résister.

Il nous est facile de résumer les avantages d'un sanatorium en quelques mots. Ils tiennent d'une part aux installations particulières qu'il possède, d'autre part, à la présence du médecin. C'est même, au fond, la présence continue du médecin qui constitue l'avantage réel du sanatorium, car pour le reste, on peut à la rigueur faire chez soi quelque chose de très approchant.

Après les avantages, il nous faut voir les inconvénients ou plutôt les objections faites contre ces établissements. Elles visent deux point principaux : le danger de contagion et la mauvaise influence psychique.

Au sujet de la première objection, nous ne pouvons que renvoyer à notre chapitre sur les précautions à prendre contre la propagation de la phtisie. Ces mesures sont appliquées dans les sanatoria. Elles paraissent et sont en réalité efficaces pour écarter tout danger de contagion, soit parmi les habitants, soit au voisinage de l'établissement. Nous ne pouvons mieux faire que de citer à ce sujet une partie des conclusions du rapport de M. Netter au Comité consultatif d'hygiène de France :

« Des établissements destinés aux phtisiques présentent une utilité aussi grande pour la société que pour les malades qui y sont traités.

« Des dangers peuvent résulter pour une localité de la présence de nombreux phtisiques dans les hôtels ou dans les habitations particulières, où ils sont mélangés au reste de la population, et où il ne peut être pris les précautions nécessaires.

« Les agglomérations de malades dans ces sanatoria ne sauraient être l'origine d'aucun danger pour le voisinage, pourvu que ces établissements soient bien dirigés, que leur installation et leur aménagement soient conformes aux règles déjà en vigueur dans les établissements analogues. »

L'objection tirée de la mauvaise influence psychique d'un tel milieu sur les malades est plus apparente que réelle. Elle préoccupe toujours les visiteurs et c'est une question qu'ils adressent toujours aux phtisiques qu'ils y peuvent connaître. Dans un sanatorium, on ne s'amuse pas, mais l'état d'âme des habitants n'est pas aussi sombre qu'on le pourrait croire. J'en parle d'après ce que j'ai éprouvé moi-même pendant un séjour de sept mois à Falkenstein et surtout d'après ce que j'ai vu éprouver aux autres autour de moi. Dans le voyage que j'ai fait ensuite, j'ai interrogé à ce sujet ceux de nos compatriotes que j'ai pu rencontrer. La réponse a été partout et toujours la même, aussi bien à Gœrbersdorf qu'à Leysin : « On ne s'amuse pas ici, mais on y guérit. » Il faut noter que j'interrogeais des Français, entourés d'une population dont ils ne comprenaient pas la langue la plupart du temps, c'est-à-dire dans les meilleures conditions pour être plongés

dans la mélancolie. Mais l'espoir de la guérison soutient le malade, lui fait passer dans
l'établissement les longs mois nécessaires à
son amélioration, à son rétablissement. Les
phtisiques soignés au sanatorium sont si peu
mal impressionnés par leur claustration relative, qu'ils y reviennent par la suite chercher
à nouveau la santé, quand ils ont été atteints
par des rechutes. A Falkenstein, nombreux
étaient les malades qui y avaient déjà passé
une ou deux saisons, voire même pour l'un
d'eux, quatre hivers. Ce dernier, un Français,
je l'y ai retrouvé encore lors de mon dernier
voyage, venant s'y faire soigner pour la cinquième fois. Beaucoup de ceux qui avaient
quitté Falkenstein, je les ai rencontrés dans
d'autres sanatoria ; ce n'est donc pas l'obli-
gation d'être soignés dans un établissement
fermé qui les avait fait fuir, mais des conve-
nances personnelles diverses.

Tous ces faits ne prouvent-ils pas que
l'objection n'a pas la valeur qu'on serait tenté
de lui attribuer ? Quelles sont les raisons de
cet état d'âme particulier de l'hôte d'un

sanatorium ? Il faudrait entrer dans une analyse psychologique trop ardue et pour laquelle nous sommes peu préparé ; il nous suffit de constater le fait. Disons seulement que pour comprendre cette sérénité il faut faire intervenir l'insouciance optimiste du phtisique, son égoïsme de malade et la confiance aveugle qu'il a dans le médecin du sanatorium

CONCLUSIONS.

1. La tuberculose est une maladie *contagieuse évitable*. — La tuberculose est une maladie *guérissable*.

2. La contagion peut se faire par l'air que nous respirons, par les aliments ou par inoculation de la peau et des muqueuses.

3. La principale source d'infection est constituée par les *crachats* des phtisiques, qui desséchés et pulvérisés, se mélangent à l'air que nous respirons.

4. Parmi les aliments, le *lait* provenant de vaches tuberculeuses est le plus dangereux.

5. Pour se garantir de la contagion par l'air respiré, il faut empêcher les crachats de phtisiques de se dessécher en les recueillant dans des *crachoirs garnis d'une certaine quantité d'eau.*

6. Pour se garantir de la contagion par le

lait, il suffit de ne consommer que du *lait bouilli* ou *stérilisé*.

7. Pour *guérir* la phtisie, il faut *relever les forces de l'organisme*, afin de lui permettre de combattre et de vaincre le bacille tuberculeux.

8. Ce résultat est obtenu au moyen du *régime dit hygiénique-diététique*. Les malades s'alimentent au maximum, vivent toute la journée à l'air libre, dorment la nuit la fenêtre ouverte et ne prennent que des exercices mesurés et soigneusement dosés par les médecins. A ces grands principes s'ajoutent des pratiques hygiéniques ayant pour but d'endurcir le malade.

9. Ce traitement est celui qui est suivi dans des établissements construits uniquement dans le but de soigner des phtisiques, les *sanatoria*.

10. Les sanatoria, par leur emplacement, leur mode de construction, leurs installations spéciales, ainsi que par la *présence continue du médecin*, présentent les plus grands avantages pour le traitement des phtisiques.

ÉNUMÉRATION DES SANATORIA

Allemagne.

Sanatorium de Brehmer, à Gœrbersdorf (Silésie), dirigé par le Dr Achtermann.

Sanatorium de Rœmpler, à Gœrbersdorf, dirigé par le D^r Rœmpler.

Sanatorium de la comtesse Pückler, à Gœrbersdorf, dirigé par le Dr Welcker.

Sanatorium de Falkenstein in Taunus, dirigé par le Dr Hess. Le Dr Dettweiler est médecin consultant à l'établissement.

Sanatorium de Hohenhonnef am Rhein, dirigé par le Dr Meissen.

Sanatorium de Driver à Reiboldsgrün (Saxe), dirigé par le Dr Wolff.

Sanatorium de Saint-Blasien (Forêt-Noire), dirigé par le Dr Hauffe.

Sanatorium de Nordrach (Forêt-Noire), dirigé par le Dr Walther.

Sanatorium de Badenweiler (Forêt-Noire), dirigé par le Dr Leiser.

Sanatorium du Dr Michaëlis, à Rehburg (Hanovre).
Sanatorium du Dr Kaatzer, à Rehburg.
Sanatorium du Dr Jacubasch, à Saint-Andreasberg
  (Hartz).

Autriche-Hongrie.

Sanatorium de Neu-Schmecks, dirigé par le D^r von
  Szontagh.

Suisse.

Sanatorium du Dr Turban, à Davos.
Sanatorium du Dr Ewart, à Arosa.
Sanatorium de Leysin, dirigé par le docteur N.

Amérique.

The Winyah Sanitarium, à Ashville (Caroline du Nord),
  dirigé par le Dr Karl von Rück.

Russie.

Sanatorium de Finlande, dirigé par le Dr Gabrilowitz.

Norvège.

Sanatorium de Tonsaasen, dirigé par le Dr Andvord.

France.

Sanatorium du Canigou (Pyrénées-Orientales), dirigé
  par le Dr Giresse.
Sanatorium de Pau, dirigé par le Dr Crouzet.

Sanatorium de Durtol (Puy-de-Dôme), dirigé par le
  Dr Sabourin.

ÉTABLISSEMENTS POUR LES MALADES NÉCESSITEUX (1).

Allemagne.

Sanatorium du Dr Weicker, à Gœrbersdorf.
Sanatorium-annexe de Brehmer, à Gœrbersdorf.
Sanatorium de Ruppertshain in Taunus, dirigé par
  le Dr Nahm.
Sanatorium de la ville de Brême, à Rehburg, dirigé
  par le Dr Michaëlis.
Sanatorium de Grabowsee, près d'Oranienburg, dirigé
  par le Dr Gerhard.
Sanatorium d'Albertsberg (Saxe), près de Reibolds-
  grün (en construction).
Sanatorium de Planegg, pour les malades de Münich
  (en construction).

Autriche-Hongrie.

Sanatorium d'Alland, près Vienne.

Suisse.

Sanatorium de la ville de Bâle, à Davos-Dörfli, dirigé
  par le Dr Kundig.

(1) L'assistance publique ne s'exerçant point à l'étranger comme en France, la plupart de ces sanatoria ne sont
pas gratuits. Les malades paient une certaine somme
(variant de 2 fr. 50 à 6 francs par jour) pour être soignés;
quand ils font partie de Sociétés de secours, ce sont ces
sociétés qui paient.

Sanatorium d'Heiligen-Schwendi (près Berne).

Amérique.

Adirondack Cottage Sanitarium, à Saranack Lake
   (N.-Y.), dirigé par le Dr Trudeau.
Sanitarium Gabriels, dans les Adirondack Mountains
Glockner Sanitarium (Colorado).
Bellevue Sanitarium (Colorado).

France.

Sanatorium d'Angicourt (Oise) (en construction).
Hôpital d'Ormesson, pour les enfants.
Hôpital de Viliers, pour les enfants.
Hôpital de Villepinte, pour les femmes.

INDEX BIBLIOGRAPHIQUE (1)

Ascher. — Sanatoria pour affections pulmonaires (*Deut. med. Woch.* 3 sept. 1896).

Babcock. — Traitement à l'air libre des phtisiques qui ne peuvent changer de climat (*Journal of the american med. Assoc.* 6 avril 1895).

Barth. — Traitement de la tuberculose. Paris, Doin, 1896.

Baudoin. — Contribution à l'étude de la contagion par le lait cru et de la prophylaxie par le lait stérilisé (Th. de Paris, 1895).

Beaulavon. — Les sanatoria pour phtisiques indigents à l'étranger (*Revue de la tuberculose*, décembre 1896, avril 1897). — Le traitement de la tuberculose pulmonaire dans les sanatoria. Paris, Maloine, 1896.

Belouet. — Le sanatorium de Ruppertshain im Taunus (*Revue d'hygiène et de police sanitaire*, 20 mars 1896).

(1) Cet index bibliographique ne contient que les ouvrages qui s'occupent du traitement hygiénique de la tuberculose et des sanatoria, c'est-à-dire de la partie la plus nouvelle de la question.

Beneke. — La lutte contre la tuberculose (*Monatsbl. f. œff. Gesundheitspfl.* 1895, n° 9).

Bernheim. — Les sanatoria pour tuberculeux en France (*Indépendance médicale*, 30 sept. 1896).

Bissell. — Infection tuberculeuse des voitures publiques (*Buffalo med. Journal*, août 1895).

Blumenfeld. — De l'influence des phénomènes météorologiques sur le cours de la phtisie pulmonaire bacillaire, Würzbourg, 1893. (Traduit par Beaulavon in *Revue de la tuberculose*, décembre 1894.) — De la valeur diététique des graisses dans la phtisie pulmonaire. (*Zeitschrift für klin. Medicin*, vol. XXVIII, livraisons 5 et 6.) — Où doit-on élever des sanatoria pour poitrinaires ? (*Zeitschrift für Krankenpflege*, n° 5, 1896.) — Diététique et hygiène spéciales du phtisique. Berlin, Aug Hirschwald, 1897.

Brehmer. — Thérapeutique de la phtisie pulmonaire chronique. Wiesbaden, Bergmann, 1878. — Étiologie de la phtisie pulmonaire chronique. Berlin, Hirschwald, 1885.

Brunon. — Le sanatorium du Vernet. Rouen, Deshayes, 1895.

Busch. — Le sanatorium de Gœrbersdorf. Berlin, Enslin, 1875.

Chesnay. — Le traitement hygiénique de la phtisie pulmonaire (Thèse de Paris, 1888).

Daremberg. — Traitement de la phtisie pulmonaire. Paris, Rueff, 1893.

Debove. — Leçons sur la phtisie. Paris, 1884.

Dettweiler. — Le traitement de la phtisie pulmonaire dans les établissements fermés. Berlin, Reimer, 1884. — Rapport sur 72 cas de phtisie complètement guéris depuis 3-9 ans. Francfort, Johannès Alt, 1886. — Communications sur le premier sanatorium pour pauvres à Falkenstein im Taunus (*Deutsche med. Woch.* 1892, n° 48).

Detweiler et J. Penzoldt. — La thérapeutique de la phtisie (Comptes rendus du Congrès de médecine interne (vi° Congrès). Wiesbaden, Bergmann, 1887. Traduction française de Roblaud in *Revue de médecine*, 1888).

Dreyfus-Brisac. — Le traitement de la phtisie pulmonaire par les sanatoria et par les stations d'altitude (*Journal des praticiens*, 3 août 1895).

Driver. — Nécessité d'élever de nombreux sanatoria pour les phtisiques pauvres (Mémoire à Sa Majesté le roi de Saxe). — Sanatoria pour phtisiques pauvres (*Deutsche medicinal Zeitung*, 1890, n° 38).

Duhourcau. — Conditions d'installation d'un sanatorium pour tuberculeux (*Bulletin général de thérapeutique*, 30 juillet 1896).

Dyrenfurth. — Sur les sanatoria pour phtisiques. Berlin, 1890.

Egbert. — Hygiène et tuberculose (*Medical News* 23 mars 1895).

Eulenburg. — Un nouveau sanatorium pour phtisiques (*Deutsche med. Woch.* 1895, n° 45).

Finkelnburg-Zimmermann. — Sur l'érection de sanatoria pour les phtisiques pauvres (Rapport à l'assemblée générale de la Société du Bas-Rhin d'hygiène publique, le 2 déc. 1889, à Düsseldorf. Bonn, 1890).

Flick. — Érection de sanatoria pour le traitement des phtisiques pauvres (*Gesundheit*, 1894, n° 2).

Forgue. — Une visite aux sanatoria suisses pour le traitement des tuberculeux (*Nouveau Montpellier médical*, 4 janv. 1896).

Frémy. — Les établissements fermés pour le traitement des phtisiques (Congrès de la tuberculose. Paris, 1888).

Freund. — Sanatoria pour ouvriers (*Sociale Praxis*, 1895, n° 34).

Gabrilowitch. — Alimentation des phtisiques (*Wiener med. Woch.* 9 nov.-16 nov. 1895).

Gebhard et Hampe. — Construction de sanatoria pour phtisiques (Rapports à la 20ᵉ assemblée de la Société allemande d'hygiène publique à Stuttgart). Braunschweig, Viewieg und Sohn, 1896.

Gebser. — Sur l'état actuel de la question des sanatoria pour les pauvres (Rapport à la 65ᵉ assemblée de la Société des naturalistes et médecins allemands).

Gerster. — Sanatoria pour pauvres (*Hygieia*, t. VIII, p. 167).

Gilbert. — Pourquoi et comment on devient phtisique, Paris, Alcan, 1896.

Grancher. — Maladies de l'appareil respiratoire. Paris, 1890. — Traitement de la tuberculose (*Bulletin médical*, 27 nov. 1895, 29 janv.; 28 fév., 2 déc. 1896, 3 fév. 1897).

Grancher et Thoinot. — Rapport sur l'hospitalisation des tuberculeux (*Revue de la tuberculose*, déc. 1896).

Hœgler. — Sur la fondation de sanatoria pour les

phtisiques pauvres en Suisse (*Corresp. Bl. f. Sch. Ærzte*, 15 juillet 1893). — Sur le traitement de la phtisie pulmonaire dans les sanatoria pour pauvres Bâle, 1891.

Halipré. — Sanatoria. — Isolement des tuberculeux dans les hôpitaux (*Normandie médicale*, 15 août 1896).

Heller. — L'hospitalisation des tuberculeux en Autriche (*Presse médicale*, 7 mars 1896).

Hérard, Cornil et Hanot. — La phtisie pulmonaire. Paris, Alcan, 1884.

Hess. — Sur le sanatorium pour phtisiques indigents de Falkenstein im Taunus (*Fortschritte der Krankenpflege*, 1892, n°° 11 et 12).

Hiller. — Érection d'hôpitaux pour phtisiques dans les îles de la mer du Nord (*Deutsche med. Woch.* 1890, n° 41)

Hinsdale. — Prophylaxie et traitement de la tuberculose (*Medical News*, 4 août 1895).

Jaccoud. — Curabilité et traitement de la phtisie. Paris, Delahaye, 1881. — Les stations d'altitude dans la phtisie pulmonaire (*Semaine médicale*, 1894, p. 97).

Jacubasch. — Phtisie pulmonaire et climat d'altitude Stuttgart, Enke, 1887. — Du traitement climatérique de la tuberculose (*Harzer Kur Blætter*, 1890, n° 10).

Jaruntowski. — Les établissements fermés pour phtisiques et le traitement qu'on y suit. Berlin, Karger, 1896.

Jasinski. — Gœrbersdorf et ses sanatoria (*Petersb. med. Woch.* 1887).

Juliusberger. — Les sanatoria contre la phtisie pulmonaire. Berlin, 1890.

Kaatzer. — Un sanatorium pour phtisiques, convalescents, etc. Hanovre, 1885.

Kammerer. — La lutte contre la tuberculose (*Wien. kl. Woch.*, 20 janv. 1896).

Knopf. — Les sanatoria. — Traitement et prophylaxie de la phtisie pulmonaire. Paris, Carré, 1895. — Les sanatoria de phtisiques sont-ils un danger pour le voisinage? (*Revue de la tuberculose*, 1895, p. 313.) — La phtisiothérapie et les sanatoria (*Presse médicale*, 14 oct. 1896).

Kohlrausch. — Le danger tuberculeux et sa préservation. Hanovre, 1890.

Kroell. — Traitement des phtisiques dans les sanatoria (*Ærzt. Mitth. aus und für Baden*, 1895, n° 23).

Küchler. — L'érection d'un sanatorium pour les tuberculeux de la ville de Worms (*Mémoire*).

Kühner. — Sanatoria pour phtisiques pauvres (*Gesundheit*, 1896, n°° 5-6).

Ladendorff. — De la création de sanatoria pour pauvres (*Deutsche medicinal Zeitung*, 1884). — Climats d'altitude et bacilles de la tuberculose (*Deutsche med. Zeit.*, 18 juillet 1895).

Lagrange. — La cure d'air en France (*Revue des maladies de la nutrition*, 15 juillet, 15 août, 15 sept., 15 nov. 1895, 15 mars, 15 avril 1896).

Lardier. — Un sanatorium dans les Vosges (*Revue de la tuber.*, 1893, p. 275.)

Lauth. — Traitement de la tuberculose par l'altitude. Paris, Doin, 1896.

Letulle. — Les tuberculeux dans les hôpitaux de Paris (*Presse médicale*, 1894, p. 215). — La lutte contre la tuberculose dans les hôpitaux de Paris (*Presse médicale*, 13 juin 1896). — Les indigents tuberculeux à Paris (*Presse médicale*, 1er août 1896).

Leyden. — Sur les hôpitaux spéciaux (Communication à la Société allemande d'hygiène publique, le 31 mars 1890). — Remarque sur les sanatoria pour les tuberculeux (*Deutsche med. Woch.*, 1890, n° 7). — Des soins dus aux malades tuberculeux par les grandes villes (*Berlin. klin. Woch.*, 24 sept. 1894). — De la nécessité d'élever des sanatoria pour les phtisiques pauvres (*Zeitschrift f. Krankenpfl.*, 1895, n° 4).

Liebe. — Sanatoria pour phtisiques pauvres (*Hygieia*, t. VII, p. 27. — Contribution à la question des sanatoria pour pauvres. (*Hyg. Rundschau*, 1893, n° 17). — Les sanatoria pour phtisiques doivent-ils être élevés dans les montagnes? (*Gesundheit*, 1895, n° 16.) — Des sanatoria pour phtisiques pauvres. Breslau, 1895. — État du mouvement en faveur des sanatoria pour phtisiqu es indigents au printemps 1896 (*Hygienische Rundschau*, 1896, n°s 13 et 14).

Lohmann. — Création des sanatoria pour phtisiques indigents. Hanovre, 1890.

Manasse. — La guérison de la tuberculose pulmonaire par le traitement hygiénique-diététique dans les sanatoria et stations de cure. Berlin, Manasse, 1891.

Marfan. — Une visite au sanatorium du Canigou

(*Gaz des hôp.* 17 sept. 1891). — Article : Phtisie pulmonaire in *Traité de médecine* de Charcot, Bouchard, Brissaud.

Marty-Martineau. — Description du sanatorium type pour tuberculeux construit en France (*Indép. méd.* 25 mars 1896).

Mayer. — La tuberculose et son traitement actuel dans les sanatoria et asiles (*Klinische Zeit und Streitfragen*, Vienne, Holder, 1894, n°s 4-5-6).

Meissen. — Observation sur un nouveau sanatorium pour phtisiques (*Centralblatt f. allg. Gesundheit*, 1889). — Contribution à la connaissance de la phtisie humaine. Berlin, Eug. Grosser. — Climats de montagne et tuberculose (*Deutsche med. Zeitung*, 5 sept. 1895).

Mœller. — Le sanatorium de Falkenstein pour le traitement des phtisiques pauvres (*Le Mouvement hygiénique*, 1893). — — Les sanatoria pour le traitement de la phtisie. Bruxelles, 1894.

Moritz. — Sanatoria pour phtisiques (*Deutsche Vierteljahrsschrift f. œff. Gesundheitspfl.* Vol. XXIV, n° 1).

Mouisset. — Traitement de la tuberculose par l'aération permanente à l'asile Saint-Eugène (*Lyon médical*, 1er oct. 1893).

Muselier. — Le traitement de la tuberculose (*Bull. gén. de thér.*, 30 août, 15 sept., 30 sept., 15 oct., 30 oct. 1896).

Nahm. — Les sanatoria sont-ils un danger pour le voisinage? (*Münch med. Woch.*, 1895, n° 40.) — L'exercice médical dans les sanatoria pour pauvres (*Zeitschrift f. Krankenpfl.*, 1895, n° 10). — Le nouveau sanatorium pour phtisiques indigents de Ruppertshain im Taunus (*Zeitschrift f. Krankenpfl.*, 1896, n° 2). — Rapport médical sur le sanatorium de Ruppertshain pendant l'année 1896.

Netter. — Sur les précautions à prendre pour prévenir les dangers provenant du voisinage des sanatoria destinés aux phtisiques (*Revue de la tuberculose*, 1895, n° 1).

Palleske. — La station de Gœrbersdorf en Silésie : un sanatorium pour phtisiques. Berlin, Enslin, 1892.

Pauly. — Les sociétés d'assurance contre l'invalidité et la tuberculose (*Deutsche med. Zeitung*, 1894, n° 45).

Pavlowsky. — Sur la nécessité des sanatoria pour phtisiques indigents (*Allg. med. Centralzeitung*, 9 nov., 13 nov., 23 nov., 27 nov. 1895).

Penzoldt. — Thérapeutique de la tuberculose pulmonaire, in *Handbuch der speciellen Therapie innerer Krankheiten*. Fischer, Iena.

Léon Petit. — Le phtisique et son traitement hygiénique. Paris, Alcan, 1895.

L.-Henri Petit. — Hygiène des sanatoria (*Revue de la tub.*, 31 déc. 1894). — L'état actuel de la lutte contre la tuberculose (*Revue générale des sciences pures et appliquées*, 15 mars 1897).

Pietra-Santa (de). — Les indigents tuberculeux à Paris (*Journal d'hygiène*, 27 août 1896).

Plicque. — Le sanatorium pour tuberculeux d'Angicourt (*Progrès médical*, 29 déc. 1894). —

L'histoire d'un sanatorium en Suisse. Le sanatorium de Schwendi (*L'Assistance*, 15 janv. 1896). — L'isolement des tuberculeux à l'hôpital Saint-Jacques de Besançon (*Journal des praticiens*, 28 sept. 1895). — Régimes alimentaires et tuberculeux (*Presse médicale*, 5 janv. 1895).

Predœhl. — Compagnie hanséatique d'assurance sur la vie et traitement des malades atteints d'affections pulmonaires dans les sanatoria (*Münch. med. Woch.*, 19 fév. 1895).

Radovici. — Le climat d'altitude dans le traitement de la tuberculose pulmonaire (Thèse, Paris, 1896).

Ritter von Weysmair. — Les sanatoria pour tuberculeux pauvres en Suisse (*Wiener klin. Woch.*, 14 janv. 1897).

Rochard. — Hospitalisation des phtisiques. (*L'Union médicale*, 1893, n° 71.)

Rœmpler. — Contagiosité de la tuberculose et son influence sur la mortalité des indigènes des stations fréquentées par les phtisiques (*Deutsche mediz. Zeitung*, 1890, n° 31). — De l'état actuel de la prophylaxie de la phtisie. (*Deutsche mediz. Zeitung*, 1891, n° 26). — Le traitement des phtisiques dans les stations d'altitude. Budapest, Eggenberger, 1896.

Rosenberger. — Création de sanatoria pour les affections de poitrine diverses (*Münch. med. Woch.*, 18 fév. 1896).

Ruck (von). — Traitement climatique de la phtisie (*Medical Record*, 25 fév. 1893).

Sabourin. — De l'acclimatement au froid pour les phtisiques. (*Gaz. hebd. de médecine et de chirurgie*, oct. 1891). — Traitement rationnel de la phtisie, Paris, Masson, 1895.

Schmid. — Des sanatoria pour phtisiques pauvres (*Münch. med. Woch.*, 1893, n°s 11-12.) — L'importance des sanatoria pour pauvres dans la lutte contre la tuberculose. Berne et Leipzig, 1895.

Schrœtter. — Sur l'état actuel de la question de la construction d'hôpitaux spéciaux pour les tuberculeux (*Allg. Wiener medizin. Zeitung*, 1892). — Nouveau sanatorium pour tuberculeux à Alland (*Wiener med. Woch.* 21 déc. 1895).

Sée. — De la phtisie bacillaire des poumons. Paris, Delahaye, 1884.

Sommerfeld. — Construisez des hôpitaux de phtisiques (*Allg. med. Centralzeitung*, 21 déc. 1895). — La phtisie des ouvriers. Berlin, Carl Heymann, 1895.

Stewart. — Importance de l'air frais et de l'exercice dans le traitement de la tuberculose (*New-York med. Record*, 19 sept. 1895).

Sraus. — La tuberculose et son bacille. Paris, Rueff, 1895.

Szontagh (von). — De la guérison des phtisiques dans la région subalpine des hautes montagnes, particulièrement au sanatorium de Neu-Schmecks. Iglo, Schmidt, 1884.

Thomas. — Sur quelques points de phtisiothérapie (*Deutsche mediz. Zeitung*, 26 nov. 1896).

Treu. — Rapport sur le sanatorium de Lindheim (*Petersb. Med. Woch.* 10-22 févr. 1896).

Troisier et Bergé. — Traitement de la phtisie pulmonaire, in *Traité de thérapeutique appliquée.*

Turban. — La méthode de Koch dans la tuberculose, combinée au traitement dans les sanatoria de hautes montagnes. Wiesbaden, Bergmann, 1891. — Principes pour la construction de sanatoria de tuberculeux en Suisse. Davos, 1893.

Valenzuela. — Sanatorios para tuberculosos. Madrid, 1896.

Volland. — Le traitement de la phtisie pulmonaire dans les hautes montagnes. Leipzig, Vogel, 1889.

Wasserfuhr. — Réflexions médicales sur la construction de sanatoria pour les poitrinaires indigents (*Deutsch. med. Woch.*, 1892, n° 42).

H. Weber. — Du traitement de la phtisie pulmonaire, en particulier dans les hôpitaux pour phtisiques (*Münch. med. Woch.*, 1890, n° 34).

Weicker. — Pour la lutte contre la tuberculose (*Hygieia*, t. VIII, p. 390). — Les sanatoria pour les affections pulmonaires (*Deutsch. med. Woch.*, 13 juin 1895). — Contribution à la question des sanatoria pour les pauvres (*Zeitschrift für Krankenpfl.* 1896, n°s 3 et 4).

Weiss. — Asiles pour poitrinaires (*Hygieia*, t. VIII, p. 160).

Wolff. — De l'érection de sanatoria pour phtisiques indigents (*Münch. med. Woch.* 1892, n° 51). — De la création d'un sanatorium saxon pour phtisiques. Auerbach, 1893. — Traitement moderne de la tuberculose. Wiesbaden, Bergmann, 1894. —

De l'influence du climat de montagne sur les hommes sains et malades. Wiesbaden, Bergmann, 1893.

Wolff et Saugmann. — De la guérison durable de la tuberculose pulmonaire. Wiesbaden, Bergmann, 1891.

Wyss. — De la création d'un sanatorium pour les tuberculeux dans le canton de Zurich (*Corresp. Blætter f. Schweiz. Erzte*, 15 janv. 1895).

Ziemssen (von). — Sur un sanatorium local pour les tuberculeux indigents (Rapport à la Société des sanatoria pour pauvres de Munich). — Sur la question des sanatoria pour phtisiques indigents (Rapport à la 67e assemblée des médecins et naturalistes allemands à Lübeck). — Traitement de la phtisie pulmonaire par la cure d'air et sanatoria pour tuberculeux pauvres (*Klin. Vorträge*, n° 23, 1895). — Nos sanatoria pour pauvres (*Münch. neueste Nachrichten*, 1895).

TABLE DES MATIÈRES

Préface... V
Introduction... 1

CHAPITRE PREMIER

LA TUBERCULOSE EST UNE MALADIE CONTAGIEUSE ÉVITABLE.

Tuberculose et phtisie. — Bacille tuberculeux. — Édit de Naples, en 1782, pour combattre la phtisie. — Villemin démontre la contagion de la phtisie. — Épidémies dans une famille, dans une ville, dans un bureau. — Forte mortalité par phtisie des infirmiers, des sœurs de charité, des prisonniers. — Pas de contagion dans les sanatoria pour phtisiques. — Les sanatoria ne sont pas dangereux pour leur voisinage. — La tuberculose est donc une maladie contagieuse évitable.. 3

CHAPITRE II

LA TUBERCULOSE EST UNE MALADIE GUÉRISSABLE.

Mortalité par phtisie. — La phtisie est cependant guérissable. — Observations démontrant la guérison de la phtisie à toutes les périodes de la maladie. — Statistiques de guérison des sanatoria. — On pourrait guérir 80 p. 100 des phti-

siques. — Les phtisiques guéris restent guéris.
— La guérison résiste au temps, aux professions,
aux fatigues, à la maternité, aux maladies. —
L'anatomie pathologique elle-même montre la
guérison des lésions de la phtisie............. 21

PREMIÈRE PARTIE
COMMENT ON DEVIENT PHTISIQUE.

A. — LA CONTAGION............................ 37

CHAPITRE PREMIER
LA CONTAGION PAR L'AIR RESPIRÉ.

L'air expiré n'est pas contagieux. — Les bacilles
tuberculeux sont dans les crachats. — Tuberculisation des chiens par les crachats desséchés. —
Danger de la poussière des pièces fréquentées
par les phtisiques. — Le bacille tuberculeux
dans le nez. — La contagion dans les lieux publics, dans les chemins de fer, les rues, les
squares. — Dangers du mouchoir où crachent
les phtisiques, des serviettes, du linge......... 37

CHAPITRE II
LA CONTAGION PAR L'ALIMENTATION.

La contagion par les aliments est démontrée chez
les animaux. — Le lait venant d'animaux phtisiques est dangereux. — Le lait vendu dans les
villes peut être une source de contagion. — État
sanitaire des vacheries de Paris. — Cas de tuberculose intestinale dus au lait. — La crème,
le beurre, le fromage sont-ils dangereux? — Rareté de la contagion par la viande. — Les restes

laissés par les phtisiques peuvent donner la tuberculose...................................... 51

CHAPITRE III
CONTAGION PAR LA PEAU ET LES MUQUEUSES.

Mode de contagion rare. — Fragments de crachoirs en porcelaine ayant causé la tuberculose. — Vaccination et tuberculose. — Les lèvres comme porte d'entrée de la tuberculose. — Transmission de la phtisie par les crayons, les porte-plume, les livres. — Le baiser et la phtisie. — La vie conjugale et la phtisie.......................... 65

B. — La prédisposition................................. 75

CHAPITRE IV
CAUSES PRÉDISPOSANT A LA PHTISIE.

Part de l'organisme dans la phtisie. — L'hérédité. — La prédisposition dès la naissance. — La prédisposition due à l'âge et au sexe. — Influence des maladies de l'appareil respiratoire. — Importance des affections des autres organes. — Influence du milieu. — La vie cloîtrée. — La phtisie suivant les professions.................. 75

DEUXIÈME PARTIE
COMMENT ON ÉVITE LA PHTISIE.

A. — Mesures a prendre contre la contagion...... 89

CHAPITRE PREMIER
CONTRE LA CONTAGION PAR L'AIR RESPIRÉ.

Défense, sous peine d'amende, de cracher par terre. — Qu'est-ce qu'un crachoir hygiénique ?

— Le crachoir doit être fixe et incassable. — Il ne doit pas être un instrument « autour duquel on crache ». — Importance du couvercle. — Tout crachoir doit être garni d'un peu d'eau. — Le crachoir portatif. — Le crachoir de poche. — Le modèle allemand. — Le modèle français. — Comment doit-on expectorer ? — Désinfection du linge des phtisiques...................... 89

CHAPITRE II

CONTRE LA CONTAGION PAR L'ALIMENTATION ET PAR L'INOCULATION.

Précautions à prendre contre la viande tuberculeuse. — Le lait ne peut être consommé cru que rarement. — Destruction du bacille tuberculeux par la chaleur. — Les laits stérilisés. — La stérilisation du lait chez soi. — Manuel opératoire. — Importance du bouchage. — Les divers obturateurs. — Fabrication du beurre et du fromage après pasteurisation du lait. — Stérilisation des crachoirs et du linge des phtisiques........... 109

B. — MESURES A PRENDRE CONTRE LA PRÉDISPOSITION.. 123

CHAPITRE III

MOYENS D'ÉVITER LA PRÉDISPOSITION ET, EN PARTICULIER, ÉDUCATION DES ENFANTS DE PARENTS PHTISIQUES.

Dangers du surmenage. — La phtisie dans l'armée. — Éducation des enfants de phtisiques. — L'allaitement est interdit aux mères phtisiques. — L'enfant doit être élevé à la campagne. — Éducation physique très développée. — Éducation intellectuelle retardée. — Séjour au grand air, à la campagne, au bord de la mer, dans la montagne. — Choix d'une carrière................. 123

TROISIÈME PARTIE
COMMENT ON GUÉRIT LA PHTISIE.

CHAPITRE PREMIER
BASES DU TRAITEMENT.

Justification de la méthode hygiénique. — Idées théoriques de Brehmer. — Climats jouissant de l'immunité phtisique. — Il faut relever les forces du cœur. — Idées théoriques nouvelles. — L'homme, avec ses propres forces, est capable de vaincre le bacille tuberculeux. — Preuves anatomo-pathologiques. — Preuves cliniques. — Le budget organique du tuberculeux doit toujours être en excédent de recettes........... 137

CHAPITRE II
ALIMENTATION DU PHTISIQUE.

Importance de l'alimentation dans le traitement. — Variété des mets. — Prédominance des graisses. — Six repas par jour, à l'allemande. — Trois repas par jour, à la française. — Du choix des aliments et des boissons. — La dyspepsie des phtisiques. — Comment réveiller l'appétit? — La pulpe de viande. — Les œufs. — Le lait et ses dérivés. — L'huile de foie de morue. — L'alcool. — Les pesées......................... 145

CHAPITRE III
LA CURE D'AIR.

Dangers de l'air confiné. — Nécessité de respirer un air pur. — Pratique de la cure d'air pendant le jour. — Description d'un pavillon de cure. — La chaise longue. — Comment installer une cure d'air chez soi ? — La cure d'air peut se faire en toute saison, par tous les temps. — La cure d'air pendant la nuit. — Protection des malades par l'habillement. — Contre-indications de la cure d'air. — Ses résultats........................ 173

CHAPITRE IV

LA CURE DE REPOS.

Le repos n'est que relatif. — Réglementation de l'exercice. — Progression des promenades. — Dangers du surmenage physique. — Le repos intellectuel. — Les distractions. — Dangers des exercices sportifs. — Les phtisiques peuvent fumer. — Le repos moral..................... 197

CHAPITRE V

ENDURCISSEMENT ET HYGIÈNE DU CORPS.

La cure d'endurcissement. — La peau doit se déshabituer de suer. — Frictions sèches. — Frictions à l'alcool. — Frictions à l'eau. — L'hydrothérapie proprement dite. — Le drap mouillé. — La douche. — Les bains............ 207

CHAPITRE VI

HYGIÈNE DES VOIES AÉRIENNES. — EXERCICES RESPIRATOIRES. — DISCIPLINE DE LA TOUX.

Comment doit-on respirer ? — Importance de la respiration nasale. — Rôle du nez. — Les exercices respiratoires. — Inspirations profondes. — Leurs inconvénients. — Gymnastique respiratoire proprement dite. — Discipline de la toux. — Toux utile et toux inutile.................... 213

CHAPITRE VII

TRAITEMENT PHARMACEUTIQUE ET SYMPTOMATIQUE

Les médicaments antituberculeux. — Traitement
  moral de l'hémoptysie. — L'hémoptysie est un
  incident plutôt qu'un accident de la phtisie. —
  La fièvre. — Comment et quand doit-on prendre
  sa température? — Influence de la cure d'air
  sur la fièvre. — Les sueurs nocturnes. — L'insomnie... 221

CHAPITRE VIII

ÉDUCATION DU MALADE. — ROLE DU MÉDECIN.

Le malade doit apprendre qu'il est phtisique. —
  Éducation technique du tuberculeux. — L'obéissance au médecin doit être absolue. — Examen
  psychique du phtisique. — Le repos moral. —
  Rôle du médecin................................... 231

CHAPITRE IX

LA JOURNÉE D'UN PHTISIQUE.

La journée d'un phtisique bien portant. — Le lever. — Partage du jour en repas, promenades
  et cure de repos. — Le coucher.............. 239

QUATRIÈME PARTIE

LES SANATORIA.

CHAPITRE PREMIER

LES SANATORIA. — LEUR EMPLACEMENT.

Qu'est-ce qu'un sanatorium? — La question de
  l'altitude. — L'altitude et les microbes. — Isole-

ment relatif des sanatoria. — La pureté de l'air. — Influence néfaste du vent. — Recherche de la protection contre le vent. — Avantages du voisinage des forêts. — Perméabilité du sol.   247

CHAPITRE II

BATIMENTS ET DÉPENDANCES.

Plan général des sanatoria. — Sanatorium de Hohenhonnef. — Orientation. — Toutes les pièces habitées sont au midi. — La salle à manger. — Les dépendances. — La chambre du phtisique. — Les dortoirs pour les pauvres (Angicourt). — Éclairage électrique. — Chauffage à la vapeur. — Les égouts. — Les galeries de cure. — Les dépendances. — Le parc.......... 269

CHAPITRE III

AVANTAGES ET INCONVÉNIENTS DES SANATORIA.

Le sanatorium est un hôpital d'isolement en même temps qu'une école d'hygiène. — La cuisine est faite spécialement pour les phtisiques. — Installations spéciales pour la cure d'air. — Présence continue du médecin. — Les sanatoria ne sont pas un danger pour le voisinage. — Les malades ne sont pas mal impressionnés par le sanatorium.............................. 295

Conclusions............................ 305
Énumération des sanatoria...... 307
Index bibliographique....................... 311

7143. — Corbeil. Imprimerie Éd. Crété,

Frédéric Dillaye. — La Pratique en photographie, avec le procédé au gélatino-bromure d'argent.

1 très beau vol. in-8°, orné de 200 illustrations, dont 13 phototypographies, d'après les photographies de l'auteur. Broché . . . . 4 fr. »

— L'Art en photographie

Art et Nature. Le Paysage, la Nature.

1 très beau vol. in-8°, orné de nombreuses illustrations, d'après les photographies de l'auteur. Br. 4 fr. »

— Les Nouveautés photographiques.

Supplément annuel à la *Théorie, la pratique et l'art en photographie.*

Année 1893, 1 beau volume in-8°, très illustré. Broché . . . . 5 fr. »

Année 1894, 1 beau volume in-8°, très illustré. Broché . . . . 5 fr. »

Année 1895, 1 beau volume in-8°, très illustré. Broché. (*Epuisé*).

Année 1896, 1 beau volume in-8°, très illustré. Broché . . . . 5 fr. »

Année 1897, 1 beau vol. illustré. Broché . 2 fr. »

Engelbrecht-Bauer. — *Nouvelle Méthode de langues vivantes destinée aux Ecoles, aux Familles et aux gens du monde.*

L'Anglais simplifié. Prononciation de l'article, adjectif déterminatif et qualificatif, substantif, pronom, de la construction du verbe, mots invariables, compléments, monnaies, poids et mesures, abréviations, exercices, théories, versions corrigées.

1 beau volume in-8° broché . . . . . 4 fr. »

L'Allemand simplifié, les lettres, de l'article, adjectif déterminatif et qualificatif, substantif, pronom, de la construction du verbe, mots invariables, adverbe, préposition, conjonction, interjection, vocabulaire, lecture, récitation, exercices corrigés.

1 beau volume in-8° broché . . . . . 4 fr. »

F. Faideau. — La Botanique amusante.

Récréation scientifique en plein air et dans l'appartement. Expériences et Récréations sur la tige, la fleur, la feuille, la racine; germination rapide, mouvement des plantes, dénomination des graines, cultures bizarres, jouets rustiques, plantes à formes animées, curieuses particularités sur les végétaux

1 beau vol. petit in-8°, très illustré. Br. . . .   3 fr. 50

F. Faideau. — Les Amusements scientifiques.

Récréations sur les illusions ou erreurs des sens. Erreurs du toucher, du goût, de l'odorat, de l'ouïe. Illusions d'optique : la persistance des sensations lumineuses, la vision des couleurs; l'irradiation, le relief, l'appréciation des distances; la vision des objets éloignés et des monuments élevés, l'estimation oculaire, les illusions optiques du mouvement, le rôle de l'imagination dans la vision. Ouvrage orné de 128 gravures et suivi d'une description des sens.

1 beau vol. petit in-8°. Broché. . . . . . .   3 fr. 50

B.-H. Gausseron. — La Vie en Famille.

I. — *Doit-on se marier ?* 1 vol. in-18 broché.   3 fr. 50

II. — *Comment vivre à deux ?* 1 vol. in-18 broché. . . . .   3 fr. 50

III. — *Comment élever nos enfants ?* 1 vol. in-18 broché . . . .   3 fr. 50

IV. — *Que feront nos garçons ?* 1 vol. in-18 broché. . . . .   3 fr. 50

V. — *Que faire de nos filles ?* 1 vol. in-18 broché. . . . .   3 fr. 50

VI. — *Où est le bonheur ?* 1 vol. in-18 broc.   3 fr. 50

Girard et Arrenaud. — La Musique sans professeur en 50 leçons, à l'usage des familles, des amateurs, des institutions des jeunes gens et de jeunes filles, des société chorales et instrumentales, etc. Voix et instruments.

1 vol. in-4° broché . . . .   12 fr. »

H. Lefèvre. — La Comptabilité.

Théorie, pratique, enseignement. Comptabilités et tenues de livres du commerce, de l'industrie et de l'agriculture, de la banque et de la finance, des assurances et des chemins de fer. Comptabilité publique, notions générales de change et de bourse.

1 beau vol. in-8° cartonné . . . .   12 fr. »

T. de Moulidars. — **Dictionnaire encyclopédique des Connaissances utiles.** — Inventions et découvertes, histoire naturelle, géographie usuelle, législation pratique, etc.

1 très fort vol. in-8° colombier, illustré de nombreuses gravures. Relié solidement, avec coins. . . 20 fr. »

G. Moynet. — **Trucs et Décors.**

La machinerie théâtrale. Explication raisonnée de tous les moyens employés pour produire les illusions théâtrales. Parallèle des différentes machineries. Théâtres en bois et en fer. Application de la vapeur, de l'hydraulique, de l'électricité. Les grandes scènes d'opéra en France et à l'étranger. Equipes et trucs des féeries et des pantomimes à clowns. Les appareils d'optique. Les théâtres géants. Le vol de la mouche d'or. La Loïe Fuller. L'éclairage. Les grands trucs récents. Le décor et la mise en scène, etc.

1 très beau vol. in-8°, nombreuses gravures. Broché. . . . . 10 fr. »

Edm. Renoir. — **La Pêche mise à la portée de tous.** — Engins, matériel, le pêcheur, la pêche, le poisson, petites et grandes pêches, législation, jurisprudence.

1 joli volume in-12, très gros, avec gravures noires et coloriées. Broché. . . . . 3 fr. 50

Paul Rouaix. — **Dictionnaire des Arts décoratifs.**

A l'usage des amateurs, des artisans, des artistes et des écoles. Ouvrage illustré de très nombreuses gravures et formant un répertoire d'inépuisables renseignements sur les arts industriels.

1 beau volume in-8° colombier. Broché . 20 fr. »
Relié . . 24 fr. »

E. Valton. — **Le Dessin théorique et pratique.**

Premiers exercices, géométrie, perspective, tracé des ombres, anatomie, composition, architecture, ameublement, costume.

1 beau vol. grand in-8°, très illustré. Broché. 20 fr.
Relié. . 24 fr.

Trésor de la Vie pratique.

Ouvrage indispensable à tous les ménages. Préface de Madame Louise de Salles.

1 très fort vol. in-8° de 750 pages. Broché. 4 fr. »

POUR GAGNER 500,000 FRANCS

SOUSCRIPTION NATIONALE :

NOUVEAU
Dictionnaire Encyclopédique
UNIVERSEL ILLUSTRÉ

*Répertoire des Connaissances humaines,
rédigé par une Société de Littérateurs, de Savants
et d'hommes spéciaux sous la direction de*

JULES TROUSSET

*Auteur de l'Atlas national, de l'Encyclopédie domestique
et de nombreux ouvrages couronnés par les Sociétés Savantes*

Aujourd'hui comme toujours, la première qualité d'une *Encyclopédie* est d'être complète, c'est-à-dire d'attribuer un article à tous les mots qui relèvent de son domaine et de constituer par l'ensemble de ces articles le Répertoire général du savoir acquis à une date déterminée. Ces articles doivent être rédigés d'une façon particulièrement claire, accessible à tous, sous l'inspiration d'une conception assez réellement pratique de toute chose, pour intéresser, pour instruire également tout le monde, pour donner à tous l'outil nécessaire et un outil véritablement maniable, véritablement utilisable. C'est ce qu'a compris **Trousset** pour son Dictionnaire.

Il comprend :

Plus de 600,000 définitions sur toutes choses.
Plus de 20,000 articles de Biographie et d'Histoire.
Plus de 22,000 articles de Géographie.
Plus de 50,000 articles d'Art, de Science, de Grammaire, etc.
Plus de 1,000,000 de dates.

Il embrasse :

La Linguistique, l'Histoire, la Géographie, la Jurisprudence, la Politique, l'Administration, la Littérature, la Philosophie, la Théologie, la Poésie, l'Architecture, l'Histoire naturelle, la Peinture, les Beaux-Arts, les Sciences, les Explorations, les Découvertes, l'Économie domestique, l'Hygiène, etc.

Il est enrichi de 3,700 gravures dessinées sur bois et sur cuivre avec le plus grand soin, intercalées dans le texte — dont elles constituent le commentaire vivant pour le grand plaisir des yeux, pour le plus grand profit de l'intelligence.

Il est le plus populaire des dictionnaires, étant donné ce qu'il contient, qu'on a volontairement restreint à ce qu'il est seulement nécessaire de savoir, étant admis son texte clair et compréhensible pour tous.

C'est la plus pratique des encyclopédies parce qu'elle est débarrassée de tout le fatras de choses inutiles, des grands mots scientifiques aux allures barbares autant qu'inconnues, des locutions vieillies qui n'appartiennent plus au langage usuel.

Il englobe tout le répertoire du savoir humain par l'immense étendue de ses matières, l'exactitude et la nouveauté des renseignements qu'il renferme.

Il est lisible pour tous par le soin apporté à son édition, l'emploi de caractères plus gros que ceux généralement employés dans les ouvrages similaires.

Il est le livre de tous : Gens du monde, Avocats, Médecins, Notaires, Industriels, Commerçants; aux Artisans, aux Employés de l'Industrie, du Commerce, aux jeunes Etudiants, aux Chefs d'ateliers, aux Ouvriers même désireux de s'éclairer et de s'instruire.

Le Nouveau Dictionnaire Encyclopédique Trousset s'adresse à la généralité des masses, laissant aux esprits supérieurement cultivés, aux savants, les grandes encyclopédies qu'il n'a pas la prétention d'imiter.

Il est accessible à toutes les bourses, par la modicité relative de son prix, eu égard au nombre considérable d'ouvrages qu'il remplace et qui formeraient toute une bibliothèque d'un prix très élevé s'il fallait les acquérir.

Le Nouveau Dictionnaire Encyclopédique de Trousset forme sept gros et forts volumes format in-4° (0,33 × 0,25), représentant la matière de **quatre-vingts** volumes in-4° à 7,50, soit une valeur de librairie de plus de *six cents francs*. Il renferme plus de 3,700 gravures sur cuivre et sur bois, de villes, monuments, machines, 110 cartes en couleurs.

Prix exceptionnel de bon marché :

150 francs les 7 volumes. Brochure absolument solide.

Les 7 volumes, reliure inusable, demi-chagrin, plats toile, carton très fort. **180** fr.

Pour le compléter à tous les points de vue, il est offert à titre de

Primes absolument gratuites

1° Dictionnaire de biographie contemporaine des hommes célèbres français et étrangers. (Le dictionnaire est réuni avec le tome VI de l'ouvrage.)

2° Un atlas universel de 110 cartes tirées en couleurs et contenant les cartes de toutes les parties du monde, avec notice détaillée sur chacune d'elles, et les cartes de tous les départements français. Cet atlas forme un septième volume.

www.ingramcontent.com/pod-product-compliance
Ingram Content Group UK Ltd.
Pitfield, Milton Keynes, MK11 3LW, UK
UKHW021009140726
13695UKWH00001B/156